# Essstörungen

## Ursachen und Risikofaktoren – Hilfe und Unterstützung

gesundheit aktuell

Bundesfachverband
Essstörungen (Hrsg.)

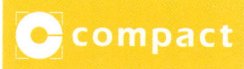

## Die Autoren

**Dr. med. Hartmut Imgart:** Facharzt für Psychosomatische Medizin und Psychotherapie, Sozial-, Notfall- und Ernährungsmedizin. Kinder-, Jugend-, Erwachsenen- und Familientherapie. Leiter der Fachabteilung für Essstörungen und Adipositas der Parkland-Klinik.

**Prof. Dr. phil. Günter Reich:** Diplompsychologe. Leiter der Ambulanz für Familientherapie und für Essstörungen der Abteilung für Psychosomatische Medizin und Psychotherapie der Universität Göttingen. Publikationen zur Entwicklung und Therapie von Essstörungen.

**Dr. rer. soc. Dipl.-Psych. Doris Weipert:** Psychologische Psychotherapeutin und Kinder- und Jugendtherapeutin. 1985 Gründung des Forums für Ess-Störungen in Wiesbaden, einer psychotherapeutischen Praxengemeinschaft mit mehrdimensionalem, interdisziplinärem Behandlungskonzept.

**Dr. phil. Eva Wunderer:** Diplom-Psychologin. Systemische Paar- und Familientherapeutin (DGSF). Wissenschaftliche Tätigkeit und Lehrtätigkeit in Paar- und Familienpsychologie. Seit 2000 Tätigkeit im Essstörungsbereich. Seit 2002 Diplom-Psychologin bei ANAD e.V.; Leitung der Wissenschaft. Journalistische Tätigkeit.

**Dr. med. Wally Wünsch-Leiteritz:** Leitende Oberärztin des Essstörungstherapiebereichs der Klinik Lüneburger Heide. Fachärztin für Innere Medizin/Psychotherapie/Ernährungsmedizin. Gesellschafterin und therapeutische Supervisorin der essstörungsspezifisch betreuten Wohneinrichtung Amidon in Uelzen.

© 2008 Compact Verlag München
Alle Rechte vorbehalten. Nachdruck, auch auszugsweise,
nur mit ausdrücklicher Genehmigung des Verlages gestattet.
Alle Angaben wurden sorgfältig recherchiert, eine Garantie
bzw. Haftung kann jedoch nicht übernommen werden.
Text: Dr. med. Wally Wünsch-Leiteritz (S. 7–31), Dr. Eva Wunderer (S. 33–49), Dr. rer. soc. Dipl.-Psych. Doris Weipert (S. 51–77), Dr. med. Hartmut Imgart (S. 79–111), Prof. Dr. phil. Günter Reich/Dipl. Oec. troph. Silke Kröger (S. 113–124)
Mitarbeit: Susanne Bader, Claudia Engel
Chefredaktion: Dr. Angela Sendlinger
Redaktion: Barbara Fuhrmann
Produktion: Wolfram Friedrich
Titelabbildungen: ifa Bilderteam (u.), Jupiterimages (o. 1. v. l.), Fotolia.com/ Macsuga (o. 2. v. l.), Fotolia.com/Jason Stitt (o. 3. und 4. v. l.)
Typografischer Entwurf: Axel Ganguin
Umschlaggestaltung: Axel Ganguin

ISBN 978-3-8174-6630-6
5466301

Besuchen Sie uns im Internet: www.compactverlag.de

# Vorwort

Sozialer Wohlstand, moderne Technik und die Fortschritte der Medizin haben den Gesundheitszustand der Bevölkerung spürbar verbessert und ermöglichen ein längeres Leben mit weniger gesundheitlichen Beeinträchtigungen. Es wird aber auch immer deutlicher, welch großen Einfluss jeder Einzelne selbst auf seine Gesundheit oder auf den Verlauf einer Krankheit hat. Regelmäßige Bewegung, gesunde und ausgewogene Ernährung, eine nikotinfreie Lebensweise und die aktive Bewältigung von Stress halten gesund oder unterstützen zumindest dort, wo die Gesundheit bereits angeschlagen ist. Häufig bieten auch Selbsthilfegruppen Unterstützung, deren Arbeit wiederum aktiv von der BKK gefördert wird.

Nicht immer sind wir uns dieser Einflussmöglichkeiten bewusst. Gesundes Verhalten wirkt – ebenso wie gesundheitsschädliches Verhalten – oft erst zeitverzögert. Ein gesunder Lebensstil wird daher (leider) häufig dann erst zum Thema, wenn Beschwerden oder Erkrankungen die Betroffenen wachgerüttelt haben. Aber auch dann gibt es noch Chancen: Bewegung, gesunde Ernährung und Entspannung stärken Ihre Gesundheit und verbessern Ihr Wohlbefinden in jedem Lebensabschnitt, in jeder Lebenssituation. Oft sind es ganz einfache Veränderungen im Alltag, die schon Verbesserungen bringen, ohne mit größeren Kosten oder Mühen verbunden zu sein.
Die BKK hat dies schon lange erkannt und sich in allen Lebenswelten – bei der Arbeit wie in der Freizeit – als engagierter Vorreiter für Gesundheitsförderung und Prävention etabliert. Krankheiten vorzubeugen, wo immer es geht, ist eines ihrer vordringlichsten Ziele. Im Falle einer Krankheit bietet die BKK ihren Versicherten deshalb über die qualitätsgesicherte Versorgung hinaus Hilfen an, um durch Veränderungen des eigenen Lebensstils gesundheitliche Einschränkungen zu vermindern und ein möglichst unbelastetes Leben führen zu können. Einen Beitrag hierzu liefert auch die vorliegende Ausgabe des Buchs „Essstörungen – Ursachen und Risikofaktoren – Hilfe und Unterstützung". Details zu weiteren Angeboten erhalten Sie bei Ihrem Ansprechpartner in einer der rund 170 Betriebskrankenkassen in Deutschland oder im Internet auf der Homepage des BKK Bundesverbands unter der Adresse www.bkk.de.

Dr. Hildegard Demmer
BKK Bundesverband
Stellvertreterin des Vorstands

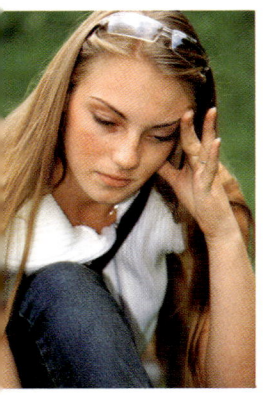

# Hungern für die Seele    6

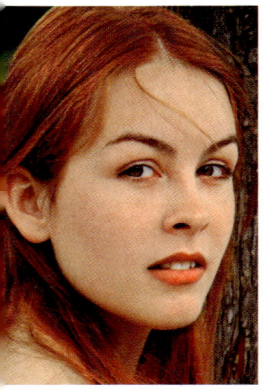

# Essstörungen erklären    32

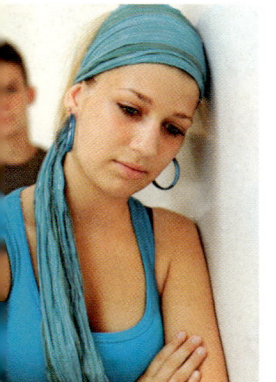

# Was tun bei einer Essstörung?    50

## Beratung und Therapie als Chance 78

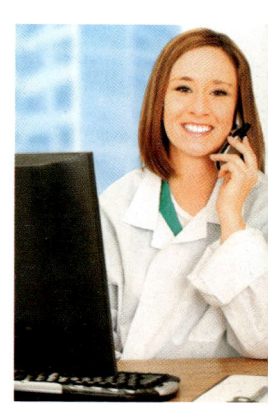

## Ausgewogen essen 112

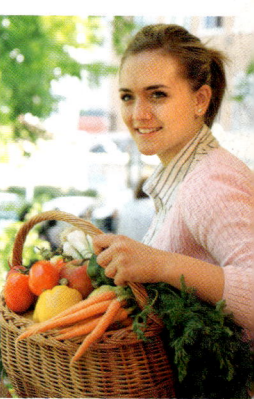

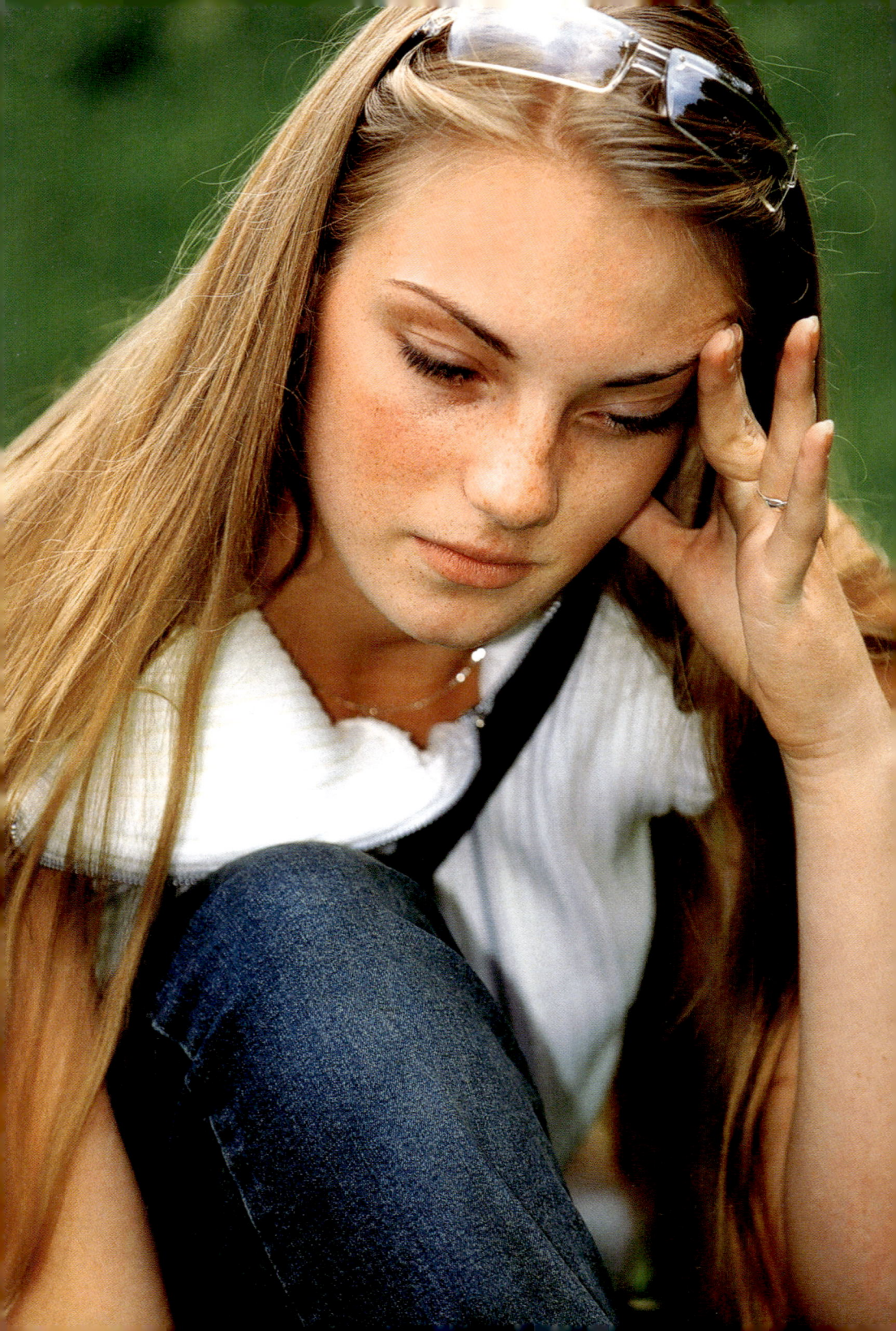

# Hungern für die Seele

**Aktuelle Umfragen lassen aufhorchen: Knapp ein Drittel der befragten Jugendlichen und jungen Erwachsenen zeigen – mehr oder weniger offensichtlich – gestörte Verhaltensweisen in puncto Essen. Und das Ende der Fahnenstange scheint nicht in Sicht. Diäthalten, unrealistische Vorstellungen von der Traumfigur, eine überkritische und negative Körperwahrnehmung sind nur einige Facetten eines essgestörten Verhaltens, das teilweise mit erheblichem Leidensdruck verbunden ist. Vielfach wird Essen bzw. Nichtessen auch zur Regelung emotionaler Probleme eingesetzt.**

## „Meine Suppe ess' ich nicht"

Etwa ein bis zwei Prozent aller Zwölf- bis 25-Jährigen entwickeln laut Statistik eine Magersucht (siehe Seite 12 ff.), an Bulimie (siehe Seite 16 ff.) erkranken schätzungsweise zwei bis vier Prozent im Alter zwischen 18 und 45 Jahren. Durchaus ernst zu nehmende Tatsachen. Möglicherweise ist auch jemand aus Ihrem persönlichen Umfeld betroffen oder Sie selbst leiden an einer Essstörung. Ein guter Grund, sich zu informieren und für die Problematik sensibel zu werden.

## (K)eine Frage des Geschlechts?

Mädchen und Frauen sind schätzungsweise zehn- bis 20-mal häufiger von Essstörungen betroffen als Jungen und Männer. Von einer typischen „Frauenkrankheit" zu sprechen, wäre jedoch fehl am Platz. Ob man hingegen Medienberichten glauben schenken sollte, die von einer steigenden Anzahl männlicher Betroffener berichten, ist ebenfalls fraglich. Fakt ist, dass eine zunehmende Körperbezogenheit auch vor dem männlichen Geschlecht nicht haltmacht. Immer häufiger wird – besonders von Jungen und jungen Männern – ein muskulöser Idealkörper angestrebt.

Essstörungserkrankungen von Männern und Frauen unterscheiden sich bezüglich ihrer Merkmale und Erscheinungsformen nicht. Allerdings fällt es männlichen Betroffenen deutlich schwerer, einen Therapiezugang zu finden. Die Scham davor, in die Schublade „typisch weiblich" gesteckt zu werden, scheint hierbei eine zentrale Rolle zu spielen.

## Alles unter Kontrolle?

Wie sich unsere Figur entwickelt, welche Form sie annimmt, ist eine Frage unserer genetischen Ausstattung. Sowohl unter Frauen als auch unter Männern gibt es schlankere oder stämmigere Typen. Trotzdem sind wir der Entwicklung von Übergewicht – auch bei einer kräftigen Statur – nicht hilflos ausgeliefert. Durch eine gesunde Lebensweise können wir Einfluss nehmen. Gerade das kann jedoch zu erheblichen Verunsicherungen und Kontrollmechanismen führen, die eng mit einer Störung der Selbstwert- und Identitätsentwicklung oder einem problematischen Umgang mit den eigenen Gefühlen zusammenhängen.

Ein Beispiel dafür sind Menschen, die sich übertrieben bis zwanghaft mit gesundem Essen beschäftigen. Man bezeichnet dieses Verhalten als „Orthorexie" (griechisch orthos = richtig, orexis = Appetit), auch wenn das bislang kein allgemeingültiger medizinischer Fachbegriff ist. Für Betroffe-

### Von Mädchen und Jungen

Die körperliche Entwicklung von Mädchen geht ab der Pubertät mit einer bis zu 25-prozentigen Zunahme des Fettanteils im Unterhautfettgewebe und einer Verbreiterung des Beckens einher. Keine nutzlose Laune der Natur, sondern eine sinnvolle Ausstattung in puncto Familienplanung, die dem propagierten Schönheitsideal jedoch gänzlich widerspricht. Bei Jungen steht im Rahmen des Heranwachsens der – durchaus gewünschte – Aufbau von Muskulatur im Vordergrund.

Auch im Hinblick auf die psychische Entwicklung gibt es Geschlechtsunterschiede. Während Mädchen eher beziehungsorientiert sind und verstärkt nach „vertrauensvollen Zweierbeziehungen" suchen, orientieren sich Jungen eher nach außen und legen verstärkten Wert auf Gruppenzugehörigkeit.

ne wird gesunde Ernährung zur fixen Idee, die Auswahl der Nahrungsmittel, die in dieses Bild passen, schränkt sich zunehmend ein. Planung und Organisation der Mahlzeiten werden zum Lebensinhalt, alles dreht sich ausschließlich um kontrolliertes Essen. Dies kann der Einstieg in eine der typischen Essstörungserkrankungen wie z. B. Magersucht sein.

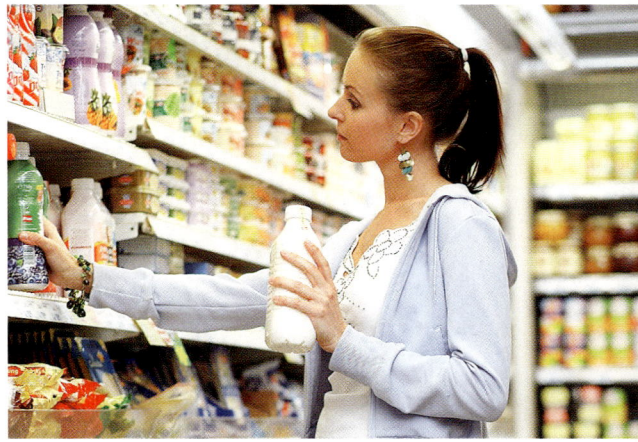

## Sucht oder hilflose Suche?

Die übertriebene Beschäftigung mit Essen bzw. Nichtessen, die überkritische Einstellung zum eigenen Körper sind die – mehr oder weniger augenfällige – gemeinsame „äußere Hülle" von essgestörtem Verhalten und Essstörungen. Das Ausmaß der inneren Störung, die zugrunde liegt, unterscheidet sich allerdings, trotz fließender Übergänge, erheblich. Essstörungen sind gravierende seelische Erkrankungen. Aufgrund des psychischen Ursprungs und der körperlichen und seelischen Folgen spricht man von einem psychosomatischen Krankheitsbild.

Und das fordert seinen Preis: Essstörungen kosten wertvolle Entwicklungsjahre. Die persönliche Entfaltung in Schule, Berufsausbildung und Studium sowie der Aufbau von Freundschaften und Paarbeziehungen laufen nicht so

ab, wie es altersentsprechend angemessen wäre. Das betrifft auch die naturgemäße Entwicklung der Eigenständigkeit. Ein erheblicher Einschnitt in das Leben der Betroffenen.

Hinzu kommt, dass gerade Jugendliche oder junge Erwachsene, also Menschen mitten in einer wichtigen Entwicklungsphase, an Essstörungen leiden und die Erkrankung auch meist sehr langwierig verläuft.

Obwohl bei Essstörungen ein suchtartiges Verhalten beschrieben wird, kann man dennoch nicht von einer Sucht im engeren Sinne sprechen. Nach medizinischen Kriterien werden sie weder zu den eigentlichen Suchterkrankungen (z. B. Alkohol, Drogen, Medikamente) noch zu abnormen Gewohnheiten gezählt. Hinzu kommt, dass die entscheidende Maßnahme zur Therapie von

Essstörungen sind schwere psychosomatische Erkrankungen mit ernsthaften Folgen für Körper und Seele.

Mit einer Essstörung geht in der Regel eine gestörte Wahrnehmung des eigenen Körpers einher.

Süchten nicht anwendbar ist: die Abstinenz vom Suchtmittel. Der menschliche Organismus ist auf die Zufuhr von Nahrung angewiesen, kann also keinesfalls darauf verzichten. Und noch etwas ist anders: Hungern ist zwar – zumindest in der Anfangsphase – von durchaus euphorischen Phasen begleitet, dennoch trifft ein Vergleich mit typischen Suchtmerkmalen wie Entzug und Abhängigkeit nicht wirklich zu.

# Die Spitze des Eisbergs

Von psychologischer Warte aus handelt es sich bei einer Essstörung um ein „schweres Missverständnis". Die Betroffenen versuchen, ihren Körper zu verändern, obwohl es die Seele ist, die leidet. Eine gestörte Persönlichkeitsentwicklung ist das eigentliche Problem. Essgestörte Menschen leiden an mangelnder Selbstbehauptung. Das reicht von „sich selbst nicht ins rechte Licht setzen können" bis hin zur vollständigen Abhängigkeit von der Meinung anderer. Was dabei nach außen sichtbar wird, die Essstörung als hilfloser Lösungsversuch der inneren Nöte, ist nur die Spitze des Eisbergs. Die seelische Problematik bleibt größtenteils unter der Oberfläche verborgen. Eine langfristige Besserung kann jedoch nur eintreten, wenn genau diese inneren Konflikte erkannt und aufgelöst werden. Das erfordert ein tiefes Verständnis dafür, dass essgestörte Menschen Schwierigkeiten damit haben, den täglichen Anforderungen des Lebens gerecht zu werden, was Spannungszustände, Stress und ein Gefühl der Überforderung auslöst. Gleichzeitig haben Betroffene einen sehr hohen Anspruch an sich selbst. Der scheinbare Halt einer Essstörung lässt diese gegensätzlichen Zustände erträglicher werden.

„Merkwürdige" Verhaltensweisen zur Gewichtsreduktion sind in unserer Gesellschaft durchaus selbstverständlich und akzeptiert. Zahlreiche Crashdiäten wie die „berühmte" Kohlsuppen- oder Ananasdiät lassen grüßen. Der Effekt ist, dass Betroffene – zumindest am Anfang – gerade für ihre

„Disziplin" beim Essen und ihr dahinschmelzendes Gewicht Anerkennung erhalten.

Der Körper verändert sich zunehmend, das seelische Grundproblem bleibt. Weitere Schwierigkeiten kommen hinzu: die körperlichen und psychischen Folgen von Hungern, Erbrechen und übertriebenem, selbstschädigendem Sport (siehe Seite 24 ff.).

## Ein Spiegelbild innerer Not

Wer Essstörungen als harmlosen Schlankheitstick oder vorübergehende Pubertäts- oder Lebenskrise abtut, verkennt den Ernst der Lage. Hier liegt ein massives Problem vor, eine gestörte Persönlichkeitsentwicklung. Das Ausleben der Essstörung spiegelt die innere Not der Betroffenen wider und verdeutlicht ihre Hilflosigkeit, mit den Anforderungen des Lebens und dabei auftretenden inneren Konflikten fertig zu werden.

Bezeichnenderweise halten Betroffene nicht viel von sich selbst und erhoffen sich mit jedem schwindenden Kilo eine Verbesserung ihrer Lebenssituation, eine Aufwertung ihres Selbstwertgefühls. „Dünn sein und hervortretende Knochen bedeuten inneres Schwachsein zeigen und gleichzeitig Stärke beweisen", so beschreibt eine magersüchtige Patientin treffend, wie sie ihre Erkrankung als vermeintliche Lösung all ihrer Probleme gesehen hat.

Unabhängig von Alter, Geschlecht oder aktueller Lebenssituation ist im Falle einer Essstörung um-

Betroffene erhoffen sich durch die Gewichtsreduktion eine Verbesserung ihrer gesamten Lebenssituation.

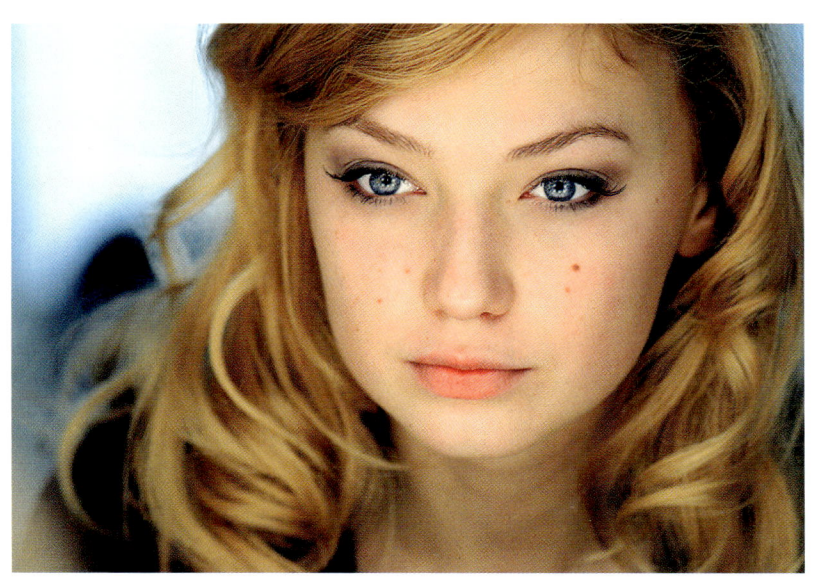

fangreiche therapeutische Unterstützung erforderlich. Einerseits signalisieren die Ausmaße der Erkrankung deutlich, dass es so nicht weitergehen kann, andererseits sind die Betroffenen nicht in der Lage, selbst „gesunde" Lösungen zu entwickeln.

# Essstörung – eine Erkrankung mit vielen Facetten

Das Krankheitsbild Essstörung hat viele Gesichter. Man unterscheidet im Wesentlichen zwischen Anorexia nervosa (Magersucht), Bulimia nervosa (Bulimie) und der Binge-Eating-Störung (Essstörung mit Essanfällen, „Esssucht"). Weiter gibt es sogenannte atypische, sonstige und unspezifische Essstörungserkrankungen, die unter dem Begriff EDNOS (Eating Disorders Not Otherwise Specified = nicht näher bezeichnete Essstörungen) zusammengefasst werden. Trotz

Obwohl die Zahlen allgemein stagnieren, nehmen Anorexien speziell bei ganz jungen Mädchen (kindliche Anorexie) und älteren Frauen zu.

vieler unterschiedlicher Charakteristika haben alle eines gemeinsam: die übermäßige, zwanghafte Beschäftigung mit Essen und Körper sowie den Glauben oder die Hoffnung, verborgene und aus eigener Kraft nicht lösbare seelische Konflikte auf diesem Weg in den Griff zu bekommen.

## Magersucht – wenn ich erst mal schlank bin ...

Der Begriff „Anorexie" kommt aus dem Griechischen und bedeutet so viel wie „keinen Hunger oder Appetit haben". Eine eher irreführende Bezeichnung. Betroffene haben sehr wohl Hunger, verbieten sich aber dennoch das Essen. Hier zeigt sich ein erheblicher Unterschied zu Menschen, die aus verschiedensten Gründen hungern, ohne dabei essgestört zu sein. Letztere leiden unter dem Verzicht auf Essen, auch wenn gelegentlich durchaus euphorische Phasen auftreten können. Dage-

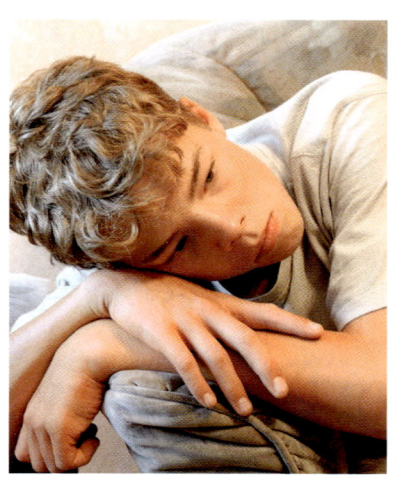

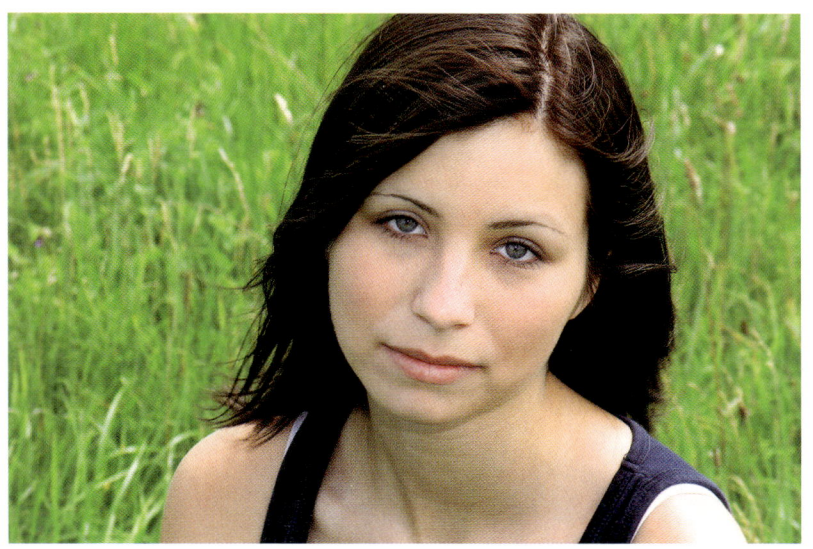

gen haben Magersüchtige das Gefühl, durch ihre Erkrankung, die sie erfahrungsgemäß nicht als solche wahrnehmen, an persönlicher Stärke zu gewinnen. Je dünner, desto besser.

Gerade die fälschliche Annahme, dass Magersüchtige keinen Hunger oder Appetit verspüren, hat die Erkrankung zu Beginn des vorigen Jahrhunderts in die Ecke „schwerer Hormonmangelkrankheiten" gerückt. Das hatte verhängnisvolle Versuche zur Folge, der Problematik mit massiven medizinischen, teilweise auch chirurgischen Maßnahmen zu Leibe zu rücken.

### Kaum zu übersehen

Anorexia nervosa ist zwar die seltenste der Essstörungserkrankungen, zugleich aber auch die auffälligste. Sie scheint, in den letzten beiden Jahrzehnten ihren Höhepunkt erreicht zu haben. Aktuell entwickeln schätzungsweise ein bis zwei von hundert Mädchen und Frauen – vor allem im Alter von zwölf bis 25 Jahren – eine Magersucht. Mindestens doppelt bis sechsmal so viele leiden an Bulimie (siehe Seite 16 ff.). Bleibt die Dunkelzifferrate, die erfahrungsgemäß sehr hoch ist.

Menschen, die von einer Magersucht betroffen sind, sind meist von Natur aus besonders sensible, einfühlsame und kluge, aber auch sozial ängstliche Personen. Schon als Kind sind sie in der Lage, sich vernünftig, angepasst und unauffällig zu verhalten, sozusagen „pflegeleicht". Für dieses Verhalten gibt es meist Gründe:

Der Zusatz „nervosa" steht für die seelische Ursache der Essstörung.

z. B. allgemeine belastende Situationen in der Familie, wie der ständige Streit der Eltern, bei dem das Kind zwischen die Fronten gerät, oder Generationskonflikte zwischen Eltern und Großeltern, die das Kind in seelische Bedrängnis bringen.

Charakteristische Merkmale einer Anorexia nervosa, hier noch einmal im Überblick:
- Bei den Betroffenen kommt es zu einem drastischen, selbst herbeigeführten Gewichtsverlust, und/oder eine zu erwartende Gewichtszunahme bleibt aus.

## Das sollte Sie hellhörig machen

Beobachten Sie an einer nahe stehenden Person oder vielleicht auch an sich selbst eine oder mehrere der folgenden Auffälligkeiten, könnte eine Magersucht bestehen:
- Es tritt ein deutlicher Gewichtsverlust (15 Prozent oder mehr) ohne erkennbare körperliche Ursachen ein.
- Die Auswahl der Nahrungsmittel schränkt sich zunehmend ein; besonders fettreiche Speisen, Weißmehlprodukte und Süßigkeiten werden konsequent gemieden.
- Die betreffende Person hat große Angst vor einer Gewichtszunahme und/oder versucht, mit „verbissener" Entschlossenheit dünner zu werden.
- Körperliches Training wird, trotz Ermüdung und Schwäche, nahezu zwanghaft fortgesetzt.
- Eigentümliche Gewohnheiten im Umgang mit dem Essen nehmen zu, z. B. werden Speisen in Wasser „angebraten" oder total überwürzt.
- Die Wahrnehmung von Gewicht und Körperformen ist verzerrt.
- Gewichtsverlust und Intensität körperlicher Aktivitäten geraten zunehmend außer Kontrolle.
- Die Kälteempfindlichkeit ist sehr auffällig.
- Die betreffende Person zieht sich zunehmend aus ihrem sozialen Umfeld zurück.
- Ein Streben nach Perfektionismus ist von einem tiefen Gefühl der Wertlosigkeit begleitet.
- Es besteht der konkrete Verdacht auf selbst herbeigeführtes Erbrechen, Missbrauch von Abführmitteln (Laxantien) und/oder harntreibende Mittel (Diuretika).
- Der gesamte Körper weist eine flaumige Behaarung auf (sogenannte Lanugobehaarung).

Oft sind auch Kinder, bei denen ein Elternteil unter einer seelischen Krankheit leidet, von einer Essstörung betroffen.

## Was der BMI aussagt

Zur Einschätzung des Körpergewichts lässt sich der sogenannte Body-Mass-Index errechnen. Dafür gilt folgende Formel:

$$BMI = \frac{\text{Körpergewicht in Kilogramm}}{(\text{Körpergröße in Meter})^2}$$

Für eine Frau von 1,70 Meter Körpergröße und einem Gewicht von 60 Kilogramm, ergibt sich somit folgender BMI: 60 kg : (1,7 m)$^2$ = 20,8 kg/m$^2$. Der Bereich des Normalgewichts liegt bei einem BMI zwischen 18,5 und 25 kg/m$^2$, ab einem BMI von 30 kg/m$^2$ spricht man von Adipositas. Als untergewichtig gilt, wer einen BMI von weniger als 18,5 kg/m$^2$ hat. Das lässt sich leicht errechnen. Die Ergebnisse sind jedoch erst ab dem vollendeten 15. Lebensjahr aussagekräftig. Bei Kindern und Jugendlichen werden hingegen sogenannte Perzentilkurven (siehe z. B. bei www.a-g-a.de oder www.mybmi.de) herangezogen.

---

- Die Angst vor einer Gewichtszunahme nimmt erhebliche und unrealistische Ausmaße an. Sie bessert sich auch nach der Gewichtsabnahme nicht.
- Die Wahrnehmung des eigenen Körperbilds ist massiv gestört. Das kann sich auch auf einzelne Körperteile beziehen.
- Das Gewicht hat einen erheblichen Einfluss auf die Selbstbewertung.
- Im Verlauf der Erkrankung kommt es zum Verlust des sexuellen Interesses.
- Bei Frauen bleibt die Regelblutung aus, bei Männern sinkt der Testosteronspiegel, bei Kindern tritt die Pubertät gar nicht erst ein.

**Gruppen**

Die Erkrankung Anorexia nervosa lässt sich in zwei Gruppen unterteilen: den restriktiven und den Binge-/Purging-Typ. Der restriktive Typ (asketische Form) hungert und/oder treibt übermäßig viel Sport. Er erbricht jedoch nicht und nutzt auch keine abführenden Hilfsmittel.

Der Binge-/Purging-Typ (bulimische Form) setzt zusätzlich zum Hungern und/oder exzessiven Sporttreiben Erbrechen, Abführmittel oder entwässernde Medikamente zur Gewichtsreduzierung ein. Dies ist vor allem nach Heißhungerattacken der Fall, die auf lange Hungerphasen folgen.

Magersüchtige können auch bulimische Symptome zeigen.

Magersüchtigen kann ihr Gewicht niemals niedrig genug sein, eine Einstellung, die sich im Verlauf der Erkrankung eher noch verstärkt. Das mündet nicht selten in lebensbedrohlichen Situationen oder wird schlimmstenfalls mit dem Leben bezahlt. Die Todesrate untherapierter Magersüchtiger liegt auch heute noch bei über zehn Prozent.

Auf diesem Wege sollen zusätzliche Kalorien „entsorgt" und eine Gewichtszunahme vermieden werden. Eine fatale Fehleinschätzung. Abführmittel wirken erst im Enddarm, an einer Stelle des Verdauungssystems, an der die Kalorien bereits vom Körper aufgenommen worden sind. Sie können Durchfall und somit in erster Linie einen Wasserverlust erzeugen. Diuretika wirken an der Niere und haben mit der Kalorienaufnahme gar nichts zu tun.

Die tatsächlichen Folgen dieser Aktionen sind Elektrolyt- und Wasserverluste, die u. a. ein erhebliches Risiko für Herzrhythmusstörungen, Darmfunktionsstörungen (mit Verstopfung) und Bluteindickung darstellen. Verstärkt wird diese Problematik, wenn der Betroffene zusätzlich an einer Trinkstörung (siehe Infokasten) leidet und zu wenig Flüssigkeit zu sich nimmt.

# Bulimie – gefangen zwischen Essen und Erbrechen

Im Vergleich zu Anorexia nervosa ist Bulimia nervosa die weitaus häufiger auftretende Erkrankung. Der Begriff Bulimia stammt aus dem Griechischen und bedeutet so viel wie „Ochsenhunger". Personen, die an Bulimie erkrankt sind, werden in mehr oder weniger großen Abständen von Heißhungerattacken heimgesucht, die zu extremen, meist heimlichen Fressanfällen führen und einen massiven Konflikt mit sich bringen: Einerseits geht das Gefühl der Sättigung mit zunehmender Erkrankungsdauer immer weiter verloren. Auf der anderen Seite besteht ständig Furcht davor, an Gewicht zuzunehmen. Mit Erbrechen, Hungern, exzessivem Sporttreiben oder dem Missbrauch von Abführ-

## Trinkstörung

Experten empfehlen, je nach Jahreszeit pro Tag ein bis zwei Liter Flüssigkeit zu trinken. Wer Sport treibt, braucht entsprechend mehr. Menschen mit einer Trinkstörung trinken häufig deutlich weniger, um so ihr Gewicht möglichst niedrig zu halten.

 Einige trinken aber auch exzessiv viel. Zusammen mit einer durch Hungern oder Sporttreiben (Schwitzen!) bedingten Unterversorgung mit wichtigen Salzen kann das übermäßige Trinken, vor allem von Leitungswasser, zu ernsthaften gesundheitlichen Problemen bis hin zu Krampfanfällen führen (sogenannte Wasservergiftung).

und Brechmitteln wird versucht, dieser Zwickmühle zu entkommen und das Gewicht niedrig zu halten.

## Perfekte Tarnung?

Meist sieht man Bulimikern ihre Erkrankung nicht an. Ihnen genügt oft ein Gewicht im unteren Normalbereich oder am Rande des Untergewichts. Allerdings sind die Gewichtsgrenzen, von denen die seelische Befindlichkeit abhängt, sehr eng. Trotz aller Heimlichkeit, in der die Erkrankung gelebt wird, und trotz der meist „perfekten" Fassade, die nach außen aufrechterhalten wird, gibt es dennoch – mehr oder weniger offensichtliche – Hinweise auf eine Bulimie:

- Ähnlich wie bei der Magersucht besteht eine gravierende Unzufriedenheit mit den eigenen Körperformen und der unentwegte Wunsch, dünner zu werden.
- Das Gewicht wird auffällig häufig kontrolliert.
- Die betroffene Person hat massive Ängste vor einer Gewichtszunahme.
- Auf geheime Fressanfälle folgen Versuche, die aufgenommenen Kalorien schnellstmöglich wieder loszuwerden: durch extremes Fasten oder Diäthalten (seltener auch mithilfe von Appetitzüglern), übermäßiges Sporttreiben, Erbrechen oder den Gebrauch von Abführmitteln oder Diuretika.

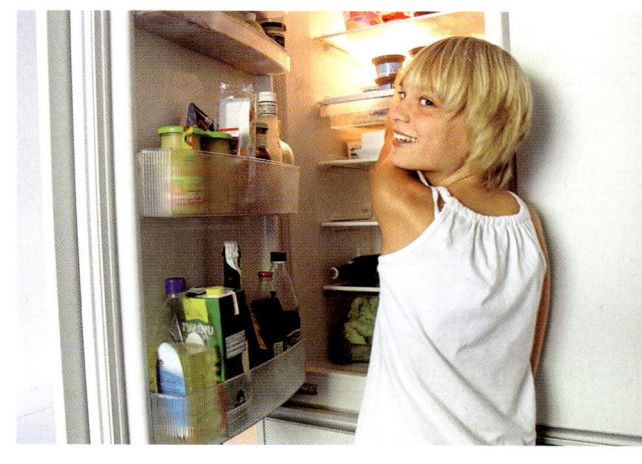

- Es kommt häufig zu Stimmungsschwankungen bis hin zu Depressionen.
- Betroffene klagen über Schmerzen im Hals, in der Speiseröhre oder im Magen-Darm-Bereich.
- Das Gewicht schwankt auffällig, es bilden sich Ödeme (Wassereinlagerungen).
- Die Speicheldrüsen sind geschwollen, der Zahnschmelz ist angegriffen.
- Betroffene sind extrem labil und impulsiv.
- Bei Mädchen und Frauen ist die Regelblutung unregelmäßig, schwach oder bleibt ganz aus.

## Trostpflaster Essen

Menschen mit Bulimie neigen dazu, negative Gefühle wie Wut, Ärger, Neid oder Eifersucht zu unterdrücken. Sie haben weder gelernt, mit diesen Empfindungen umzugehen noch, sie offen zu äußern. Mithilfe von Essen, Er-

Im Unterschied zur Magersucht empfinden Menschen mit Brechsucht ihre Essstörung durchaus als Krankheit.

Fressanfälle folgen häufig auf Diäten oder ausgelassene Mahlzeiten, mit deren Hilfe das Gewicht reguliert werden soll. Das eigene Unvermögen, mit Stress, Ärger, Wut, Hass und anderen negativen Gefühlen umzugehen, kann ebenfalls zum Auslöser werden.

brechen und übertriebenem Sporttreiben sollen zwangsläufig entstehende Spannungen abgebaut werden. Trost erfahren, weniger spüren müssen, sich besser aushalten können, so lassen sich Beweggründe beschreiben, die hinter dieser Essstörung stehen können. Die ersehnten Empfindungen sind in der Regel nur von kurzer Dauer.

Das Bestreben, sich durch eine Veränderung des Körpers endlich besser zu fühlen, ist ein Vorhaben, das nur misslingen kann. Seelische Probleme lassen sich eben gerade nicht über körperliche Äußerlichkeiten beseitigen. Die Vorstellung, nach Erreichen des Wunschgewichts ins normale Leben zurückzufinden, ist schlichtweg illusorisch, die Hoffnung darauf bei den Betroffenen jedoch ungebrochen.

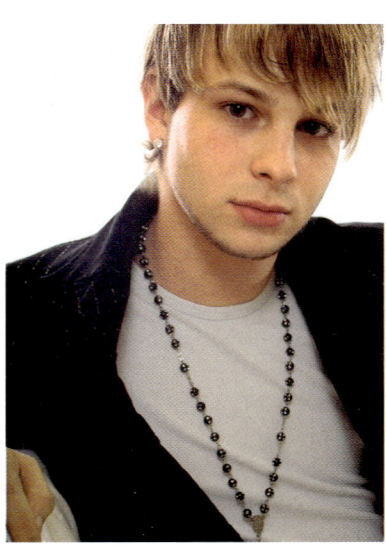

Da sich auf diesem Wege keine neuen Lösungen auftun und sich die Persönlichkeit nicht wirklich weiterentwickeln kann, bleiben Bulimiker auf der Suche nach Trost, Spannungsabbau und Bewältigung ihrer Probleme im Teufelskreis ihrer selbstschädigenden und nur kurzfristig wirksamen Methoden stecken. Ein Ausweg aus dieser verfahrenen Situation ist ausschließlich über professionelle psychotherapeutische Hilfe zu finden.

Auch Bulimia nervosa lässt sich aufgrund von unterschiedlichen Erscheinungsformen in zwei Typen einteilen. Bei vielen Betroffenen kommt es nicht nur nach extremen Fressanfällen, sondern bereits nach normalen oder kleineren Mahlzeiten zu selbst herbeigeführtem Erbrechen. Darüber hinaus werden Abführmittel (Laxantien), Entwässerungsmedikamente (Diuretika) und Einläufe (Klistiere) eingesetzt. Das „Damoklesschwert Gewichtszunahme" ist allgegenwärtig. Man spricht dann vom sogenannten Purging-Typus (englisch purge = reinigen, säubern, abführen).

Einige versuchen, ihr „Gewichtsproblem" nach mehr oder weniger üppigen Mahlzeiten auf andere Weise in den Griff zu bekommen. Längere Fastenphasen und/oder extremes Sporttreiben erscheinen als probate Mittel, überflüssige Kalorien loszuwerden und ein besseres Gefühl zu be-

## Kennzeichen einer Bulimie

- andauernde Beschäftigung mit dem Essen
- unwiderstehliche Gier nach Nahrungsmitteln
- Heißhungerattacken, mindestens zweimal pro Woche und über eine Dauer von drei Monaten
- Einsatz verschiedener Maßnahmen zur Gewichtsreduktion auch in Verbindung mit normalen Mahlzeiten
- krankhafte Furcht vor dem Dickerwerden
- unnatürlich niedriges Wunschgewicht
- enge Zusammenhänge zwischen Gewicht und Befindlichkeit

kommen. Das Krankheitsbild des sogenannten Nicht-Purging-Typus wird in den Medien oft auch als „Sportbulimie" bezeichnet.

## Binge-Eating-Störung – mehr als bloßer Appetit

Essanfälle ja, gewichtsregulierende Maßnahmen nein. So lässt sich eine Binge-Eating-Störung (englisch binge = Gelage) in knappen Worten umschreiben. Folgerichtig sind Betroffene übergewichtig oder adipös (fettsüchtig). Aber Achtung: Nicht jeder, der ein paar Kilos zu viel auf den Rippen hat, leidet automatisch an dieser Erkrankung. Seelische Faktoren spielen hier, wie bei anderen Essstörungen auch, die entscheidende Rolle. Essen wird von den Betroffenen zur Stressregulation und zum Spannungsabbau eingesetzt. Hinzu kommt, dass sie sich

nach ihren Fressattacken denkbar schlecht fühlen.

Eine einsame Angelegenheit. Wer zeigt sich schon gerne vor anderen, wenn er schnell und unkontrolliert Berge von Essen in sich hineinschaufelt und dabei völlig die Kontrolle verliert? Kein Wunder, dass Menschen mit einer Binge-Eating-Störung in der Regel heimlich essen.

Der Leidensdruck ist groß. Die Gedanken kreisen um die Mahlzeiten. Die Essanfälle sind zugleich von Ekel und Schuldgefühlen begleitet. Betroffene lehnen sich und ihren Körper ab, hassen sich regelrecht selbst. Eine schier ausweglose Situation und Grund dafür, dass eine Binge-Eating-Störung unbedingt diagnostiziert und psychotherapeutisch behandelt werden muss. Maßnahmen zur Gewichtsreduktion allein sind keinesfalls ausreichend, sondern können die Erkrankung eher noch verschlimmern.

Erst seit den 90er-Jahren wird die Binge-Eating-Störung als eigenständiges Krankheitsbild von der Bulimie abgegrenzt.

## Atypische Essstörungen – ein bisschen was von allem

Trotz ähnlichem Verlauf fehlen bei atypischen Essstörungen teilweise mehrere charakteristische Merkmale einer Anorexia nervosa oder Bulimia nervosa. In einigen Fällen finden sich zwar alle Symptome, jedoch in leichterer Form. Sogenannte sonstige oder nicht näher bezeichnete Essstörungen umfassen generell alle Erscheinungsformen einer Essstörung, die sich weder einer Magersucht noch einer Bulimie klar zuordnen lassen, also auch eine Binge-Eating-Störung. Sie sind jedoch keineswegs harmloser. Die Schwere der Erkrankung kann durchaus Ausmaße einer klassischen Essstörung erreichen. Die Anzeichen sind prinzipiell dieselben, allerdings vermischen sich typische

Erscheinungsformen, einzelne Symptome sind unterschiedlich stark ausgeprägt oder nehmen mitunter ganz neue Formen an. Essen wird beispielsweise nur gekaut und wieder ausgespuckt. In Einzelfällen können Essattacken und Erbrechen auch als Begleitsymptomatik anderer psychischer Störungen auftreten.

## Subklinische Essstörungen – halb so schlimm?

Nicht jedes Essverhalten, das charakteristische Züge einer Essstörung aufweist, ist gleichzeitig eine Krankheit. Dennoch ist Aufmerksamkeit gefragt, gelten sogenannte subklinische (medizinisch = leichter verlaufend; im weiteren Sinne schwer erkennbar) Essstörungen doch als mutmaßliche Vorstufe zur voll ausgebildeten Essstörung. Die Übergänge sind fließend. Wie gravierend sich die Situation zuspitzt, ist letztlich von der seelischen Entwicklung der betreffenden Menschen abhängig.

Bestimmte Personengruppen sind jedoch besonders gefährdet, essgestörte Verhaltensweisen zu entwickeln. Dazu zählen u. a. von Natur aus stämmige oder übergewichtige Menschen und besonders auch Mädchen, die sehr früh betont weiblich entwickelt

Eine Essstörung erfordert professionelle Hilfe durch Ärzte und Psychotherapeuten.

sind, sowie Models und Sportler (Sportarten mit Gewichtskontrollen, z. B. Ballett). Ständige Unzufriedenheit mit der Körperform und andauernde Sorge um das Gewicht führen zu einer überdurchschnittlich intensiven Beschäftigung mit Figur, Aussehen und Körper. Äußerlichkeiten werden zum Gradmesser der eigenen Befindlichkeit. Da wird schon mal zu drastischeren Mitteln gegriffen, um sein Wunschgewicht zu erreichen: Ganze Mahlzeiten werden ausgelassen, Kalorien akribisch gezählt. Schlimmstenfalls wird das Essen wieder erbrochen.

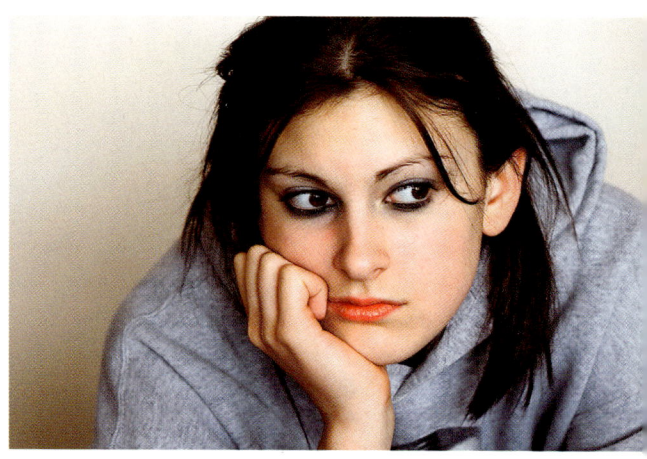

Mahlzeiten in geselliger Runde mit Freunden oder Kollegen? Solche Situationen werden lieber gemieden. Dann schon lieber viel Sport treiben, auch wenn sich der Spaß dabei in Grenzen hält. Falls auch das nicht weiterhilft, gibt es zusätzlich noch Abführmittel. Nicht selten kennen Betroffene diese zweifelhafte Methode zur Gewichtsregulierung von der eigenen Mutter.

Folgende Auffälligkeiten könnten der Einstieg in eine ernsthafte Essstörung sein:

- häufige Gewichtsschwankungen
- Essen aus Langeweile, Ärger und Frust als Ersatz für zwischenmenschliche Kontakte
- extreme Hungerkuren und/oder Erbrechen einerseits zur Gewichtsregulierung, andererseits zum Abbau von inneren Spannungen

Hinzu kommen ständige Unsicherheit und ein schlechtes Selbstwertgefühl. Betroffene halten wenig oder gar nichts von sich selbst und hinken oftmals einer altersentsprechenden Entwicklung an Eigenständigkeit hinterher. In einigen Fällen haben sie traumatische Erfahrungen gemacht.

## Schleichende Gefahr

Etwa dreißig Prozent aller Mädchen und Frauen im Alter von zwölf bis 25 Jahren zeigen Frühsymptome einer Essstörung im Sinne essgestörten Verhaltens. Immerhin ein Drittel davon hat ein deutlich erhöhtes Risiko, tatsächlich daran zu erkranken.

Bei Männern der gleichen Altersgruppe ist ca. jeder Zehnte davon betroffen.

# Achtung Essstörung – allgemeine Warnsignale

Essstörungen entstehen nicht von heute auf morgen. Sie bleiben dennoch meist lange Zeit unerkannt. Teilweise gelingt eine Geheimhaltung – vor allem bei Menschen mit Bulimie – über mehrere Jahre hinweg. Selbst wenn Familienmitglieder, Freunde oder Bekannte einen Verdacht hegen, ausgesprochen wird er eher selten. Schließlich will man Betroffene nicht vor den Kopf stoßen, sie verletzen oder am Ende gar ihr Vertrauen verlieren. Unsere Kultur macht es auch nicht gerade leicht, eine Grenze zwischen dem „normalen" Wunsch nach einer guten Figur und einer konkreten Essstörung zu ziehen.

Wenn Ihnen das Essverhalten einer nahe stehenden Person, vielleicht auch Ihr eigenes, über einen längeren Zeitraum hinweg eigenartig vorkommt, verschließen Sie nicht die Augen, sondern werden Sie aktiv. Hinter essgestörten Verhaltensweisen kann sich eine Essstörungserkrankung mit erheblichem Leidensdruck verbergen.

Im Folgenden finden Sie mögliche Anzeichen einer beginnenden Entgleisung, wie sie ANAD e.V., die größte bundesweite Beratungsstelle für Essstörungen, zusammengefasst hat.

- **Essen ist mit Ängsten verbunden**: Ständig herrscht Angst, zu viel zu essen und dadurch zuzunehmen. Das Gewicht wird akribisch kontrolliert. Schon bei der geringsten Gewichtszunahme werden unverhältnismäßige Maßnahmen ergriffen. Selbst bei Untergewicht besteht Angst, zu dick zu werden oder zu sein.
- **Essen bestimmt das Körpergefühl**: Der Körper wird andauernd kritisch betrachtet und als dicker wahrgenommen, als er tatsächlich ist. Das Körpergefühl hängt stark von Gewicht und Essverhalten ab.
- **Essen gegen Stress**: Misserfolge, Enttäuschungen und andere unangenehme Gefühle führen zu Frustessen.

Es ist nicht leicht, einen Angehörigen oder Freund auf eine Essstörung anzusprechen. Tipps, die das Gespräch erleichtern, finden Sie auf Seite 69.

- **Essen beherrscht das Denken**: Von morgens bis abends werden Kalorien gezählt, Mahlzeiten genauestens geplant. Das kostet Energie und Zeit. Hobbys oder Freundeskreis kommen immer mehr zu kurz.
- **Essen mit Kontrolle**: Spontan, nach Lust und Laune und mit Genuss essen funktioniert nicht mehr. Stattdessen werden Lebensmittel in „verboten" und „erlaubt" eingeteilt und strenge Diätpläne eingehalten.
- **Essen außer Kontrolle**: Regelmäßige Abstände oder feste Mahlzeiten gibt es nicht. Oft wird extrem viel oder extrem wenig gegessen, mitunter direkt aus dem Kühlschrank. Der Überblick geht schnell verloren. Das kontrollierte und beherrschte Essverhalten wird von Heißhungerattacken und Essanfällen unterbrochen. Der Kontrollverlust ist mit erheblichem Leidensdruck verbunden.
- **Essen ohne Maß**: Eine realistische Einschätzung für angemessene Mahlzeitengrößen geht

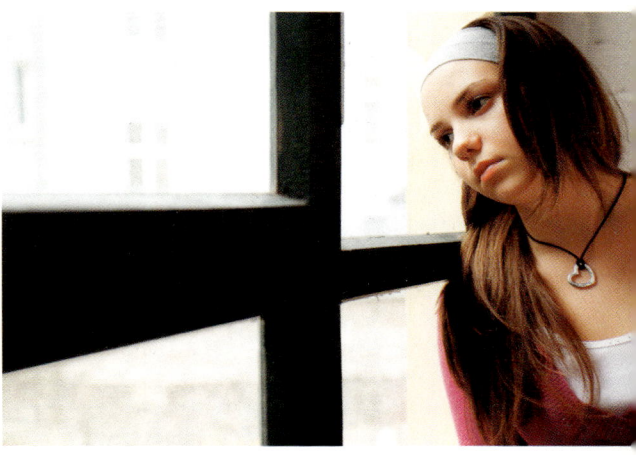

verloren. Überdimensionale Portionen einerseits, andererseits aber auch kleine Mengen süßer oder fetter Speisen können zu fürchterlichen Gewissenskonflikten führen.
- **Essen ohne Gefühle**: Das Gefühl von Hunger oder Sättigung verliert sich im Laufe der Zeit. Wer z. B. regelmäßig über seinen Sättigungspunkt hinaus isst, kennt ein „sich angenehm satt fühlen" nicht mehr. Aber auch wer anhaltend hungert, verliert das normale Hungergefühl.

## Körper und Seele reagieren – die Folgen von Essstörungen

Unser Körper ist auch in Zeiten fehlender Nährstoffe und Energie in der Lage, sich den Gegebenheiten anzupassen. Ein Vorgang, der in der Fachsprache als „Syndrom der Anpassung an Mangelernährung" bezeichnet wird. Betroffen davon sind nicht nur Menschen mit Magersucht, sondern auch solche, die an Bulimie erkrankt sind. Auch hier kommt es – im Wechsel mit Essanfällen – oft zu länger andauernden Hungerphasen, die zu entsprechenden Störungen – meist aber in geringerem Ausmaß als bei der Anorexie – führen.

## Defizite mit Folgen

Wer über einen längeren Zeitraum hinweg zu wenig Energie und Nährstoffe aufnimmt, entwickelt Hormon- und Stoffwechselstörungen mit Auswirkungen auf das vegetative Nervensystem, Organe und ganze Organsysteme. Selbst die ausgeklügeltsten Anpassungssysteme des Körpers sind begrenzt und erschöpfen sich. Das jeweilige Ausmaß der Komplikationen hängt von der Dauer der Unterversorgung ab.

**Auf Sparflamme**
Wird mit der Nahrung nicht genügend Energie bereitgestellt, greift der Körper auf seine Fett- und Eiweißreserven zurück. Damit gehen langfristig wichtige Energievorräte verloren. Weitere Folgen: Die Herzfrequenz verlangsamt sich, der Blutdruck sinkt. Auch der Grundumsatz (siehe Infokasten) nimmt ab. Das Blut fließt langsamer durch die Adern, wodurch besonders Finger und Zehen weniger mit Sauerstoff versorgt werden. Kalte, manchmal blau verfärbte Hände und Füße sind ein deutliches Anzeichen für diesen Mangel. Auch die Körpertemperatur verringert sich im Zustand des Hungerns. Störungen im Temperaturempfinden können auftreten, was – neben dem allgegenwärtigen Versuch, mehr Energie z. B. auch durch Frieren zu verbrennen – ein Grund für eine auf-

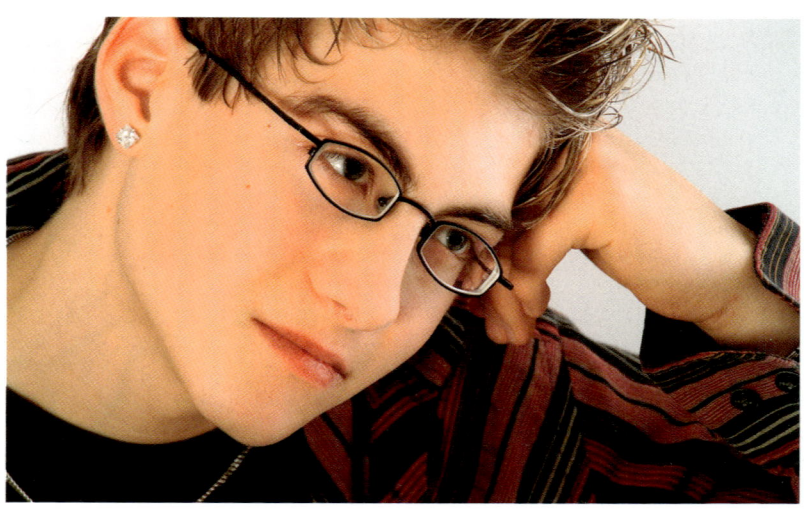

## Grund- und Leistungsumsatz

Der Grundumsatz beschreibt den Energieverbrauch des Körpers im Ruhezustand, z. B. beim Schlafen. Es handelt sich um die Energiemenge, die benötigt wird, um körperliche Grundfunktionen aufrechtzuerhalten.

Wie hoch der Energiebedarf in Ruhe ist, hängt von verschiedenen Faktoren ab. Alter, Geschlecht, Körpergröße, Muskelmasse und Gewicht spielen hier eine entscheidende Rolle. In Hungerzeiten ist der menschliche Organismus in der Lage, auf ein Sparprogramm umzuschalten. Um mit der geringeren Energiezufuhr zurechtzukommen, wird der Grundumsatz gedrosselt, Körperfunktionen werden auf ein notwendiges Minimum reduziert.

Der tägliche Energiebedarf errechnet sich aus Grund- und Leistungsumsatz. Mit letzterem ist die Energiemenge gemeint, die ein Mensch für zusätzliche Tätigkeiten benötigt, also für alles, was über den Ruhezustand hinausgeht. Wie hoch der Leistungsumsatz im Einzelnen ist, hängt von den jeweiligen Aktivitäten ab. Es ist leicht vorstellbar, dass jemand, der einen bewegungsarmen Bürojob verrichtet, deutlich weniger Energie (ver-)braucht als eine Person, die körperlich schwer arbeitet.

fallend leichte Kleidung in den Wintermonaten sein kann. Die Liste der körperlichen Auswirkungen geht noch weiter: Beim Aufstehen kann es zu Kreislaufproblemen mit Schwindelanfällen kommen oder, schlimmer, zu Ohnmachtsanfällen nach einem Kreislaufzusammenbruch.

Darüber hinaus ist auch die Schilddrüse betroffen und reduziert zunehmend ihre Funktionen. Ständiges Hungern beeinflusst außerdem Nebennieren- und Sexualhormone. Männer und Frauen verlieren ihr sexuelles Interesse. Für Frauen konkretisiert sich der Verdacht einer Magersucht zu-

sätzlich häufig beim Gynäkologen, der aufgesucht wird, weil die Regelblutung ausbleibt oder gar nicht erst einsetzt.

Die Mangelernährung vermindert auch die Funktion der Wachstumshormone, was sich ungünstig auf Knochenwachstum und -dichte auswirkt. Eine geringe Körpergröße kann, besonders für betroffene Jungen, Anlass sein, das Gewicht zu normalisieren.

### Ganz akut

Akute Schäden des Hungerns betreffen z. B. das Herz. Rhythmusstörungen sind Folgen, die sich durch einen Kaliummangel nach häufigem Erbrechen noch ver-

Auch wenn man bei eingeschränkter Schilddrüsenfunktion den Stoffwechsel möglichst schnell wieder in Gang bringen möchte, gilt: Finger weg von Schilddrüsenhormonen. Damit würde genau das provoziert, was man nicht möchte: Der Energieverbrauch steigt, und das Gewicht nimmt weiter ab.

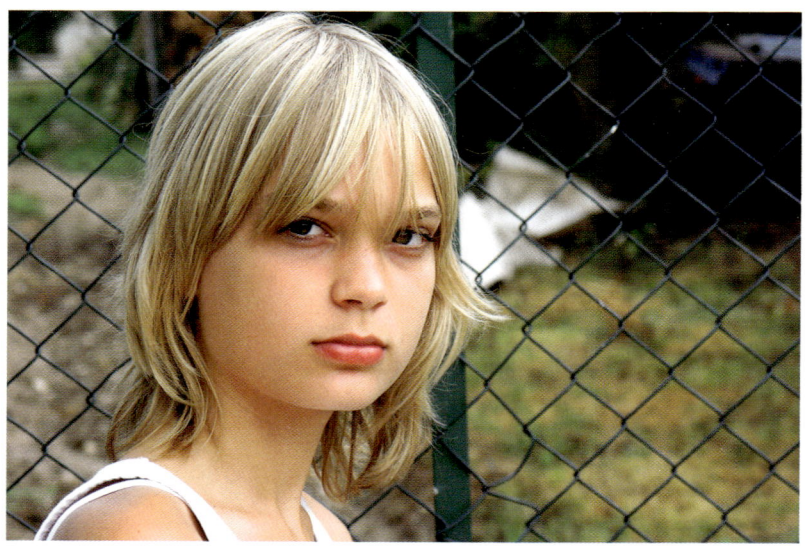

stärken. Übertriebene körperliche Aktivitäten tragen ihren Teil zur weiteren Verschlechterung bei. Wer ständig hungert, riskiert, dass auch der Herzmuskel der körperlichen Energiegewinnung zum Opfer fällt und abgebaut wird. Das fehlende Muskel- wird durch Bindegewebe ersetzt. Auf dem Ultraschallbild ist ein deutlich verkleinertes Herz zu sehen. Ein gefährlicher Zustand, der in Verbindung mit Herzrhythmusstörungen schwerste Ausmaße annehmen und zum plötzlichen Herztod führen kann.

Hungern führt außerdem häufig zu vermehrter Wasseransammlung im Herzbeutel (sogenannter Perikarderguss), die nur im Herzultraschall diagnostiziert werden kann und regelmäßig mit der Gewichtszunahme wieder verschwindet.

Hungerperioden bringen auch das Verdauungssystem aus dem Gleichgewicht. Die Magenentleerung verlangsamt sich. Es ist daher wenig verwunderlich, wenn Betroffene im Rahmen einer Therapie, vor allem zu Beginn der „Wiederernährung", schon bei kleinen Essensmengen über ein enormes Völlegefühl klagen. Durchaus nicht nur ein Signal für inneren Widerstand.

Eine gestörte Verdauung führt zudem zu Bauchschmerzen, Blähungen und Verstopfung. Personen, die hungern, haben allerdings wenig zu verdauen und daher auch wenig Stuhlgang, weshalb man in diesem Fall weniger von einer Verstopfung als von einer „Pseudoverstopfung" spricht. Hungern kann zusätzlich zu folgenden ernsthaften akuten Komplikationen führen:

- Blutbildungsstörungen, vor allem eine Reduzierung der weißen Blutkörperchen
- Leberschäden, nachweisbar durch erhöhte Leberwerte oder im Ultraschall
- Wassereinlagerungen, sogenannte Hungerödeme
- Austrocknung des Körpers bei gleichzeitiger Trinkstörung (siehe Seite 16)
- niedriger Blutzuckerspiegel mit erhöhter Reizbarkeit, innerer Unruhe, Zittern und allgemeiner körperlicher Schwäche

Infektionen aufgrund eines geschwächten Immunsystems sind eher selten.

### Wenn es chronisch wird

Menschen mit langfristigen Essstörungen leiden häufig an Knochenschwund (Osteoporose, siehe Seite 115). Das Problem dabei: Knochenmasse bildet sich überwiegend im Jugend- und frühen Erwachsenenalter. Entsprechende Defizite lassen sich zu einem späteren Zeitpunkt nicht mehr ausgleichen. Hormongaben sind in dieser Situation keine angemessene Lösung. Vielversprechender ist eine zügige Gewichtsnormalisierung.

Eine unbehandelte Essstörung zieht auf Dauer auch die Nieren in Mitleidenschaft. Ähnlich wie beim Herz spielt dabei ein chronischer Kaliummangel durch ständiges Erbrechen eine Rolle. Das traurige Ergebnis eines jahrzehntelangen schleichenden Funktionsverlusts der Niere kann die Notwendigkeit der Blutreinigung durch Dialyse sein.

Weitere chronische Auswirkungen:
- Zahnschmelzschädigungen und Karies
- Verkleinerung des Gehirns
- Störungen der Fruchtbarkeit
- Schwangerschafts- und Geburtskomplikationen bei Mutter und Kind

### Konsequenzen für die Psyche

Leicht nachvollziehbar, dass auch die Psyche nicht verschont bleibt. Regelmäßige Hungerzustände führen vielfach zu einer grotesk anmutenden Nahrungsauswahl, vermehrtem Konsum von Kaffee, Alkohol, Nikotin oder

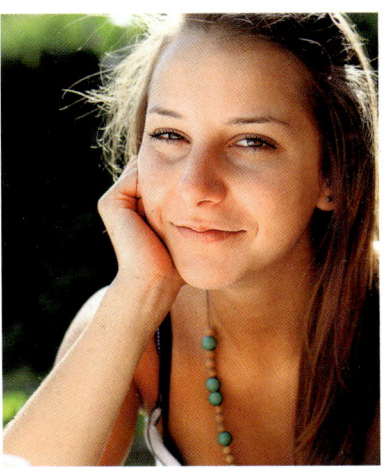

Eine weitreichende Folge von Essstörungen ist das verzögerte Längenwachstum bis hin zum Minderwuchs, einer Körpergröße unter 150 Zentimeter.

Erbrechen schädigt den Zahnschmelz, vor allem an den vorderen Zähnen. Das kann so weit gehen, dass sich durch den zunehmenden Abrieb bis zum Verlust der Frontzähne die Gesichtsform im Mundbereich verändert. Der Verdacht einer Bulimia nervosa erhärtet sich oft beim Zahnarzt.

Drogen, zwanghaften Verhaltensweisen und seltsamen Essensritualen. Massive körperliche Defizite erhöhen die Wahrscheinlichkeit für Aggressionsschübe und Selbstverletzungen. Auch das Gegenteil kann eintreten. Betroffene leiden an depressiven Verstimmungen und ziehen sich völlig zurück. Vermehrte Reizbarkeit, Konzentrationsstörungen und Schwächezustände erscheinen da vergleichsweise harmlos.

Mitunter kommt es auch zu völlig kontroversen Reaktionen, etwa übertriebener körperlicher Leistungsbereitschaft wie die Teilnahme an einem Marathonlauf trotz massivem Untergewicht. Betroffene handeln ohne ein Gespür für ihre körperlichen Befindlichkeiten oder die Gefährlichkeit ihres Handelns. Grund dafür, dass eine unbehandelte Magersucht mit dem Leben bezahlt wird.

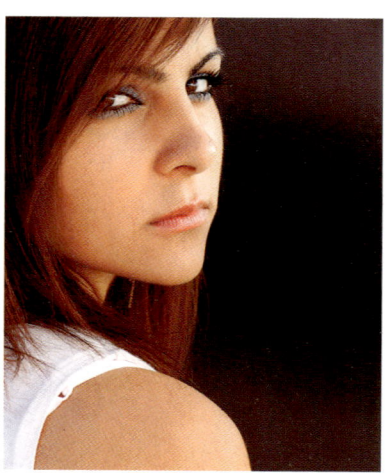

## Fataler Teufelskreis von Essen und Erbrechen

Wer regelmäßig erbricht und/oder Abführmittel einnimmt, riskiert ernst zu nehmende Störungen seines Elektrolythaushalts (Blutsalz, siehe Seite 65). Auswirkungen eines chronisch niedrigen Kaliumspiegels (Hypokaliämie) wurden schon im Zusammenhang mit Herz und Nieren beschrieben.

Menschen, die zusätzlich an einer Trinkstörung im Sinne von übermäßig viel trinken leiden, können außerdem zu wenig Natrium im Körper haben, vor allem wenn sie überwiegend Leitungswasser trinken.

Übrigens: Im Extremfall kann es durch ein Hirnödem zu Krampfanfällen kommen. Sinkt der Magnesiumgehalt des Bluts, nimmt die Wahrscheinlichkeit von Muskelkrämpfen zu.

Häufiges Erbrechen kann auch zu Speicheldrüsenschwellungen führen, die nicht unbedingt schmerzhaft verlaufen müssen und daher oft erst spät entdeckt werden.

Selten, aber durchaus möglich, sind Blutungen in Mund, Speiseröhre oder Magen durch Risse in der Schleimhaut. Weitaus wahrscheinlicher treten dagegen Funktionsstörungen im Magen-Darm-Bereich auf.

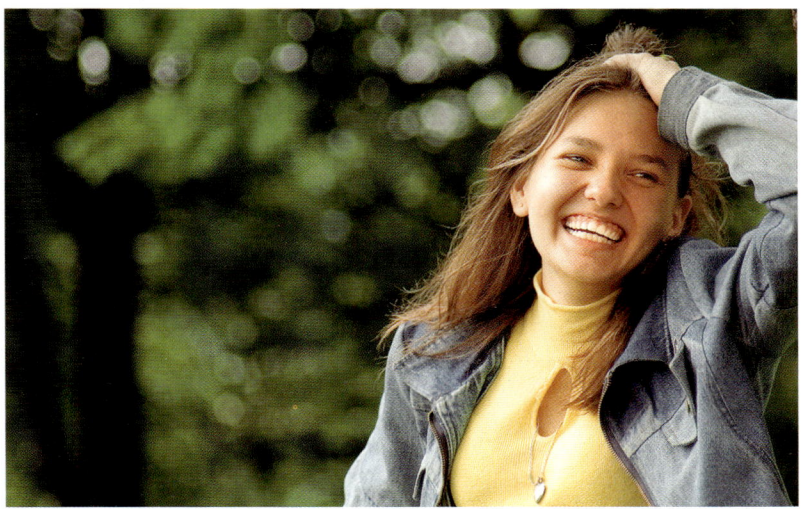

## Binge-Eating-Störung – Nebenwirkungen vorprogrammiert

Betroffene einer Binge-Eating-Störung sind meist übergewichtig oder adipös. Ein dauerhaft erhöhtes Gewicht bleibt nicht folgenlos. Die Liste körperlicher Auswirkungen ist lang:

- Bluthochdruck und erhöhter Puls, geringe körperliche Belastbarkeit
- Diabetes mellitus Typ 2, früher unter dem Begriff „Altersdiabetes" bekannt (betrifft mittlerweile auch übergewichtige Kinder und Jugendliche)
- Fettstoffwechselstörungen
- Gefäßerkrankungen
- Herzinsuffizienz (Herzschwäche infolge erhöhter Belastung des Herzens)
- Überlastung des Bewegungsapparats
- Gicht
- Fettleber
- Zyklusstörungen und Unfruchtbarkeit
- Schlafapnoe (nächtliche Atemaussetzer)
- erhöhtes Operationsrisiko
- zunehmende Wahrscheinlichkeit, an Krebs zu erkranken

Keinesfalls zu unterschätzen sind auch die psychosozialen Folgen. Hänseleien und soziale Ausgrenzung infolge des Übergewichts mindern das Selbstwertgefühl und setzen einen Teufelskreis in Gang. Betroffene sind frustriert, fühlen sich allein und versuchen, ihre Probleme durch Essen zu „lösen". In der Folge können sich auch vermehrt depressive Erkrankungen entwickeln.

Übergewicht kann vor allem bei Kindern und Jugendlichen zu sozialer Ausgrenzung und Spott durch Altersgenossen führen.

# Testen Sie Ihr Essverhalten – der ANAD-Test

Die genauen Symptome und Diagnosekriterien einer Essstörung kennen Sie bereits. Auf dieser Grundlage wurde von der Beratungsstelle ANAD e.V. (Anorexia Nervosa and Associated Disorders) ein kurzer Essstörungstest entwickelt, der im Internet ausgefüllt werden kann und umgehend anonym ausgewertet wird (www.anad.de). Der Test ist kein Ersatz für eine genaue Diagnostik oder den Gang zum Arzt oder Psychotherapeuten. Doch er kann eine erste Orientierung geben, ob professionelle Hilfe nötig ist.

**1. Bestimmen Sie Ihren Body-Mass-Index (BMI).** Er errechnet sich nach der Formel: (Gewicht in kg) : (Größe in m)$^2$ (siehe Seite 15).

**2. Ihre Gedanken kreisen um Ihr Essverhalten, Ihre Figur oder Ihr Gewicht.** Sie machen Ihr Wohlbefinden und Ihr Selbstwertgefühl in hohem Ausmaß davon abhängig. Andere Lebensbereiche treten zunehmend in den Hintergrund, Sie ziehen sich aus Ihrem sozialen Umfeld zurück.

**3. Sie haben große Angst, zuzunehmen und zu dick zu werden.** Sie fühlen sich dick, obschon Ihr Gewicht objektiv im Normalgewichtsbereich oder sogar deutlich im Untergewichtsbereich liegt.

**4. Sie haben regelmäßig Essattacken,** in denen Sie das Gefühl haben, die Kontrolle zu verlieren und in denen Sie große Mengen Nahrungsmittel zu sich nehmen.

**5. Sie ergreifen verschiedene Maßnahmen, um nicht an Gewicht zuzunehmen.** Sie meiden bestimmte Nahrungsmittel, die viele Kalorien, viel Fett oder Kohlenhydrate enthalten. Sie treiben exzessiv Sport, erbrechen nach den Mahlzeiten und/oder verwenden Medikamente (z. B. Abführmittel, Entwässerungsmittel, Appetitzügler), um eine Gewichtszunahme zu verhindern.

**6. Sie bemerken körperliche Folgeerscheinungen Ihres Essverhaltens:** Ihr Hormonsystem kommt aus dem Gleichgewicht, bei Mädchen und Frauen bleibt die Menstruationsblutung aus, bei Männern vermindern sich Libido und Potenz. Untergewichtige frieren leicht und fühlen sich schwach. Der Magen schmerzt, die Verdauung streikt. Die Zähne werden durch häufiges Erbrechen kariös, die Speicheldrüsen schwellen an.

## Auswertung

Da nicht alle der abgefragten Symptome gleich schwerwiegend sind, ist die Auswertung gestaffelt. Ein „Ja" bei einzelnen Fragen „sticht" sozusagen die Antworten bei anderen Fragen. Wenn Sie Frage 6 bejahen, fällt es z. B. kaum mehr ins Gewicht, was Sie bei den anderen Fragen ankreuzen.

### Zu Frage 1: Body-Mass-Index BMI
Der BMI ermöglicht eine ungefähre Einteilung in Gewichtsbereiche.
Die Weltgesundheitsorganisation WHO unterscheidet insgesamt sechs Stufen:
BMI < 18,5 kg/m$^2$          ➜       Untergewicht
BMI 18,5 – 24,9 kg/m$^2$      ➜       Normalgewicht

| | | |
|---|---|---|
| BMI 25–29,9 kg/m$^2$ | ➜ | Übergewicht, Präadipositas |
| BMI 30–34,9 kg/m$^2$ | ➜ | Adipositas Grad I |
| BMI 35–39,9 kg/m$^2$ | ➜ | Adipositas Grad II |
| BMI > 40 kg/m$^2$ | ➜ | Extreme Adipositas, Grad III |

Als diagnostisches Kriterium der Anorexia nervosa gilt ein Gewicht von maximal 17,5 kg/m$^2$. Bei Jugendlichen unter 16 Jahren ist der Wert allerdings mit Vorsicht zu genießen, hier zieht man sogenannte Perzentilkurven heran, die die körperliche Entwicklung besser abbilden (siehe Seite 15). Essstörungen gibt es in allen Gewichtsbereichen, Personen mit Bulimie haben oft Normalgewicht, bei der Binge-Eating-Störung finden sich häufig Übergewicht oder Adipositas. Die Adipositas an sich ist keine Essstörung, jedoch ist das Gewicht ab einem BMI von 30 in aller Regel behandlungsbedürftig, um körperliche Folgeerscheinungen wie Diabetes, Herz-Kreislauf-Erkrankungen oder Gelenkschäden zu reduzieren.

### „Ja" bei Frage 6
Ihnen geht es gesundheitlich nicht mehr gut. Wenn das auf Ihr Essverhalten zurückzuführen ist, sollten Sie dringend Hilfe suchen – insbesondere wenn Sie zudem noch Ess-(Brech-)Anfälle haben. Gehen Sie zu einem Arzt Ihres Vertrauens und reden Sie mit ihm. Wenn Sie niemanden kennen, wenden Sie sich an eine psychosoziale Beratungsstelle in Ihrer Nähe. Holen Sie sich Hilfe!

### „Ja" bei Frage 4 und/oder Frage 5
Sie haben Essattacken und/oder greifen zu Maßnahmen, um nicht an Gewicht zuzunehmen. Das heißt Alarmstufe Rot in Sachen Essstörung! Viele Betroffene schämen sich und trauen sich daher nicht, sich Hilfe zu suchen. Fassen Sie den Mut und gehen Sie diesen Schritt – je länger Sie damit warten, desto schwieriger wird es, aus der Essstörung wieder herauszukommen. Wenden Sie sich an eine Beratungsstelle in Ihrer Nähe!

### „Ja" nur bei Frage 2 und/oder 3
Sie machen sich große Sorgen um Ihre Figur und Ihr Gewicht und/oder fühlen sich zu dick, zeigen aber (noch) keine weiteren Symptome einer Essstörung. Damit sind Sie hierzulande leider in guter Gesellschaft, denn viele Menschen machen sich Gedanken um ihr Aussehen, wollen sehr schlank sein. Nicht alle haben eine Essstörung, doch sie sind gefährdet, eine solche zu entwickeln. Achten Sie also genau auf sich und Ihr Essverhalten. Reden Sie mit einem guten Freund oder Familienangehörigen darüber. Führen Sie sich vor Augen, was Sie als Person ausmacht – da gibt es sicherlich viel mehr als nur die Figur. Und wenn Sie doch irgendeinen der anderen Punkte mit „Ja" beantworten müssen oder Ihr Gewicht entgleist, suchen Sie sofort Hilfe!

### „Nein" bei allen Fragen
Der Test lässt keinerlei Hinweise auf eine Störung des Essverhaltens erkennen. Wenn nun auch noch Ihr Gewicht im Normalbereich liegt, können Sie sich gratulieren. Machen Sie also weiter wie bisher und versuchen Sie nicht, Probleme über Essen und Nichtessen zu lösen und Ihren Selbstwert über Ihre Figur und Ihr Gewicht zu stützen.

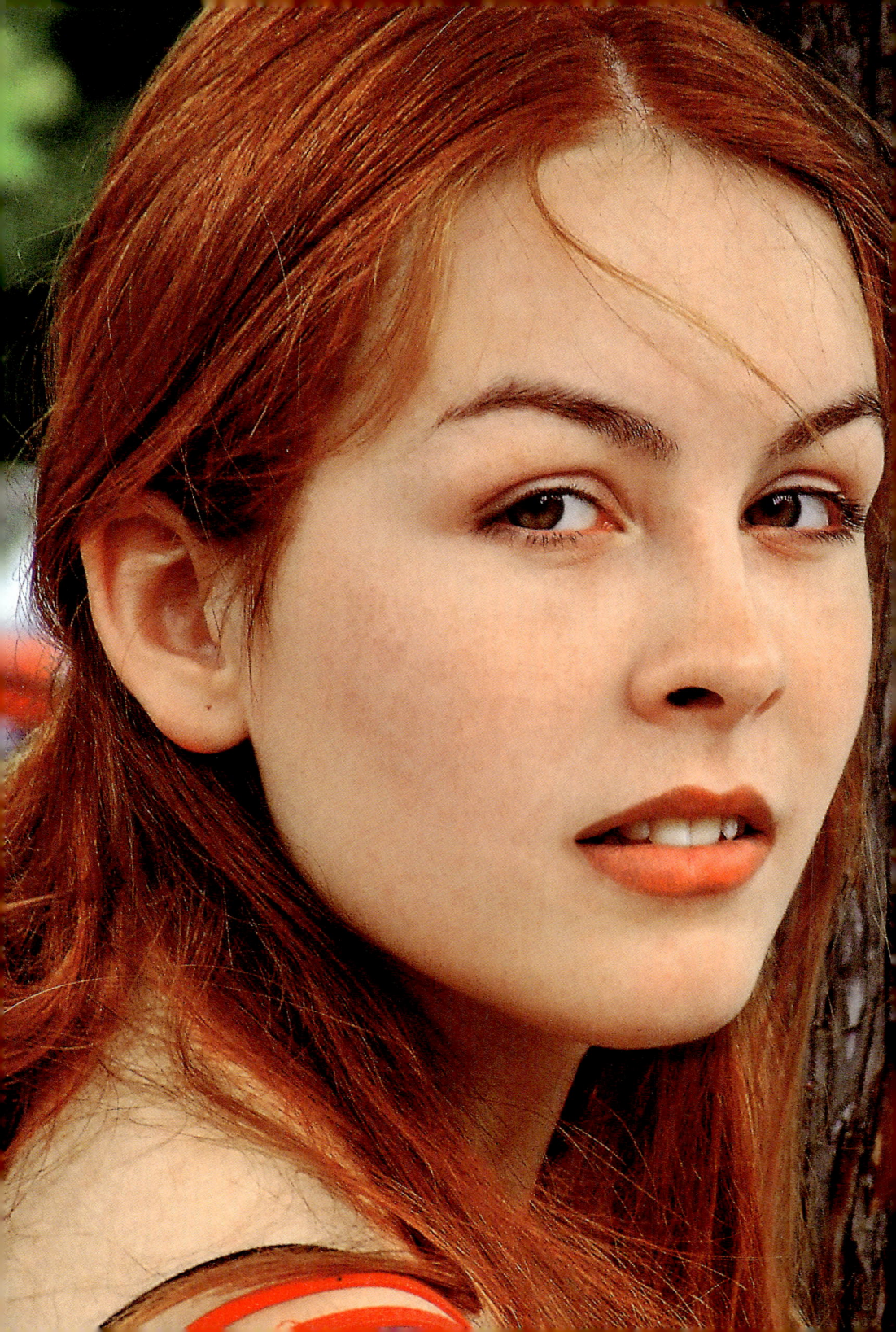

# Essstörungen erklären

**„Jetzt iss doch endlich wieder normal!" Diese Aufforderung besorgter Eltern oder Freunde kennen vermutlich viele junge Menschen mit Essstörungen. Sie führt freilich nicht weiter. Essstörungen sind weit mehr als ein Problem mit dem Essen. Es sind psychosomatische Erkrankungen, die in vielerlei Hinsicht an Suchterkrankungen erinnern – nicht umsonst spricht man von Magersucht, Esssucht oder Ess-Brech-Sucht. Essstörungen weisen auf tiefer liegende Probleme hin, für die betroffene Personen keine andere Lösung finden. Sie haben vielfältige Ursachen, u. a. persönliche Merkmale, biologische Faktoren oder Erfahrungen innerhalb der Familie.**

## Soziokulturelle Einflüsse

Marilyn Monroe wäre bei einer TV-Castingshow für Models vermutlich durchgefallen: zu viele weibliche Rundungen. Models, Popstars und Werbefiguren sind schlank, vielfach im Untergewichtsbereich – ein Ziel, das manche Menschen mit dem Leben bezahlen. Die Festlegung eines Mindest-BMI für Models (BMI = Body-Mass-Index; siehe Seite 15), wie er bei der Modewoche in Madrid im Herbst 2006 nach dem Tod untergewichtiger Models eingeführt wurde, könnte ein Schritt in die richtige Richtung sein. Solange jedoch Gleichungen wie „schön = schlank" und „dick = hässlich" dominieren, wird eine solche Maßnahme insgesamt wenig ausrichten können.

Nicht immer entsprach eine schlanke Erscheinung der gängigen Vorstellung von Schönheit. Der flämische Maler Peter Paul Rubens zeigte auf seinen Bildern Anfang des 17. Jahrhunderts wahrhaft barocke Körperformen. Zum radikalen Einschnitt kam es

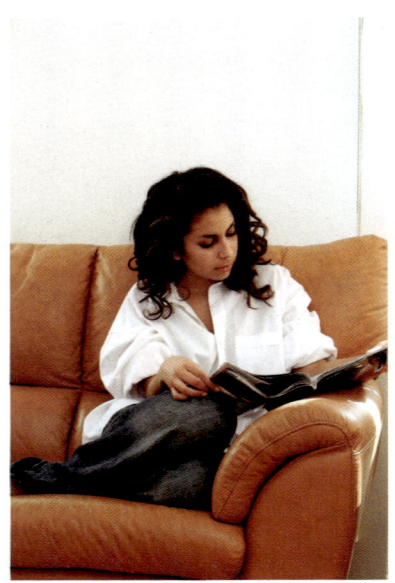

spiegelt sich auch in den Symptomen wider: Während sich Frauen mit Essstörungen schlank hungern, verbringen Männer Stunde um Stunde im Fitnessstudio. Beide streben nach einem schlanken Körper, doch während bei Frauen oft nur Haut und Knochen übrig bleiben, soll es bei Männern reine Muskelmasse sein.

## „Vorbilder" im Spielwarenregal

Das gängige Schönheitsideal macht auch vor dem Spielwarenladen nicht halt. Während männliche Actionfiguren immer breitschultriger werden, gibt in Mädchenzimmern seit Jahrzehnten die Barbiepuppe völlig unrealistische Maße vor. Eine englische Studie zeigte, dass der Umgang mit Barbie® bei Mädchen im Vorschulalter die Unzufriedenheit mit der eigenen Figur und den Wunsch, schlank zu sein, deutlich erhöht. Zu ähnlichen Ergebnissen kommen auch andere Untersuchungen: Nach Betrachtung dünner Vorbilder in den Medien fühlten sich befragte Jugendliche deutlich weniger wohl in ihrem Körper als nach der Betrachtung durchschnittlicher oder fülliger Models.

Gleichzeitig warten immer mehr Prominente mit ihren Krankheitsgeschichten auf. Das kann durch-

in den 60er-Jahren mit dem Model Lesley Hornby, besser bekannt unter dem Spitznamen „Twiggy" (englisch twig = dünner Zweig). Ein neues Schönheitsideal setzte sich durch, obwohl viele Männer auch weiterhin eine normalgewichtige Frau vorziehen.

Noch sind die ästhetischen Anforderungen an Frauen höher als an Männer. In Frauenzeitschriften finden sich rund zehnmal so viele Rezepte zum Abnehmen und Schlankbleiben wie in Männerzeitschriften. Doch der Druck auf das männliche Geschlecht wächst: Neue Zeitschriftentitel und Fernsehwerbespots weisen den Weg zum Waschbrettbauch. Die Frau von heute muss schlank sein, der Mann muskulös. Das

Kaiserin Sissi, Prinzessin Diana, Sportler wie Franziska von Almsick und Sven Hannawald, Schauspieler wie Uma Thurman, Jessica Alba oder Billy Bob Thornton, ebenso der Sänger Elton John – sie alle sollen an Essstörungen erkrankt (gewesen) sein.

aus zum Ausstieg motivieren, vorausgesetzt, es wird aufgezeigt, wie schwerwiegend Essstörungen sind und wie wichtig es ist, sich Hilfe zu suchen. Allerdings können Essstörungen auf diesem Wege auch bagatellisiert werden: „Die sind doch auch alle magersüchtig oder haben Bulimie, das gehört heute eben dazu!" Schließlich wird es auch immer schwieriger, Menschen zu finden, die sich keine Gedanken um ihre Figur machen, nicht über diverse Modediäten, Trennkost, Glyx® und Co. diskutieren.

## Diättipps im Internet

Extrem negative Beispiele zum Austausch über Figur und Gewicht bietet das Internet: Spezielle Foren, die sich „Pro-Ana" und „Pro-Mia" nennen, bieten verherrlichende Tipps zum Ausleben einer Essstörung. Schätzungen zufolge gibt es mehrere Hundert Pro-Ana-Seiten, die vor allem von jungen Frauen besucht werden. Die meisten schotten sich gegen unerwünschte Besucher ab, einerseits um nicht in die – äußerst berechtigte – Kritik zu geraten, Essstörungen zu bagatellisieren und zu glorifizieren, andererseits um ihren Mitgliedern zu vermitteln: Ihr seid wirklich etwas ganz Besonderes.

Fachleute halten entsprechende Internetseiten und -foren für extrem gefährlich, da sie einen Sog auf Betroffene ausüben und sie noch tiefer in die Erkrankung ziehen. Die Essstörung ist dort Bindeglied und exklusives Merkmal. Verbote und Kontrollen entsprechender Websites sind nur schwer umsetzbar, auch wenn einige Provider Pro-Ana- und Pro-Mia-Seiten bereits aus dem Netz genommen haben. Solange allerdings in unserer Gesellschaft das zuvor beschriebene Schönheitsideal dominiert, wird es immer wieder junge Menschen geben, die nach

Neben den gefährlichen Pro-Ana- und Pro-Mia-Websites gibt es auch hilfreiche Internetseiten, auf denen sich Betroffene und deren Angehörige austauschen und über Wege aus der Essstörung informieren können (siehe Seite 110 f.).

## Vorsicht vor Pro-Ana- und Pro-Mia-Websites

Pro-Ana steht für „pro Anorexie" und Pro-Mia für „pro Bulimie". Auf den Internetseiten finden sich Tipps zum Abnehmen, Erbrechen, Verheimlichen der Symptome ebenso wie persönliche Briefe an die „Freundin" Ana bzw. Mia und Fotos ausgemergelter Models und magersüchtiger Personen.
Besucher und Chatteilnehmer werden mit „zehn Geboten" auf Ana eingeschworen. Sie lauten beispielsweise: „Du sollst nicht essen, ohne dich schuldig zu fühlen", oder: „Dünn sein ist wichtiger als gesund sein".

"Thinspiration" (Pro-Ana-Wortschöpfung; englisch thin = dünn, inspiration = Inspiration) suchen.

## Zarte Frau oder starke Partnerin?

Veränderungen gesellschaftlicher Erwartungen und Geschlechterrollen sind an der Entstehung von Essstörungen nicht unbeteiligt. Die Anforderungen an junge Frauen und Männer nehmen zu: Frauen sollen Karriere machen, Kinder bekommen, genauso durchsetzungsstark sein wie Männer, gleichzeitig aber von zarter Statur. Männer müssen – schon rein optisch – Stärke demonstrieren, aber auch sanft und zärtlich sein. Neben ihrem Beruf sollen sie sich, wie ihre Partnerin,

Die Geschlechterrollen sind heute nicht mehr so starr definiert wie früher. Mit der zunehmenden Freiheit wachsen auch die Anforderungen an junge Frauen und Männer.

an Haushalt und Kindererziehung beteiligen. Jedes Paar muss seine Rollenverteilung aushandeln. Die traditionelle Version „Mann = Ernährer" und „Frau = Hausfrau und Mutter" ist nicht mehr selbstverständlich, allerdings noch weit verbreitet. Veränderungen bieten Chancen. Sie ermöglichen die Freiheit, das Leben nach seinen eigenen Wünschen zu gestalten. Der Haken dabei: Männer und Frauen sind dazu gezwungen, ihre eigene Rolle zu finden und zu definieren.

Eine Essstörung löst dieses Dilemma nicht, kann aber Aufschub verschaffen. Betroffene setzen Figur und Gewicht an erste Stelle. Für junge Frauen durchaus nicht ungewöhnlich, da gutes Aussehen vermeintlich zur Frauenrolle gehört. Gleichzeitig fallen Men-

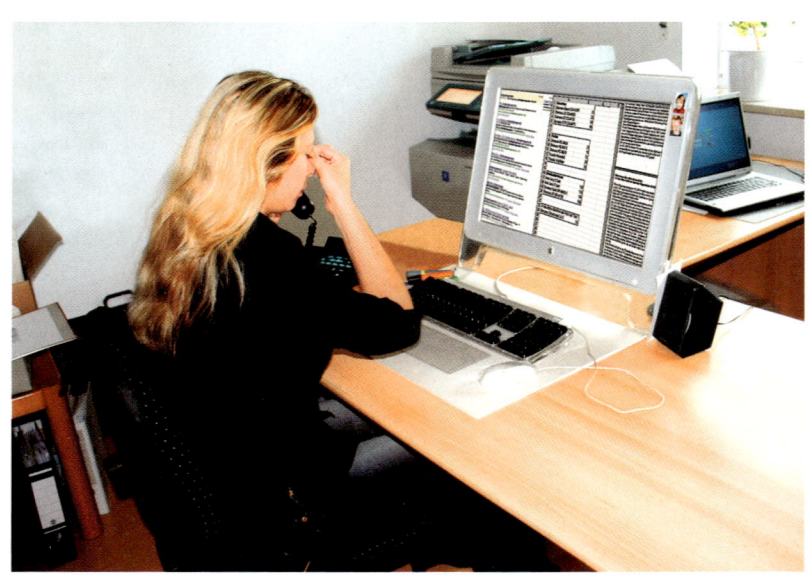

schen mit Essstörungen aus ihrer Rolle. Sie grenzen sich von anderen ab, indem sie nicht an gemeinsamen Mahlzeiten teilnehmen, sich dem Essen widersetzen. Teils werden sie so krank, dass sie unfähig sind, Alltagsleben, Schule oder Beruf zu meistern. Erst auf ihrem Weg aus der Essstörung werden sich Betroffene ihrer Wünsche und Bedürfnisse bewusst und lernen, für sie einzustehen.

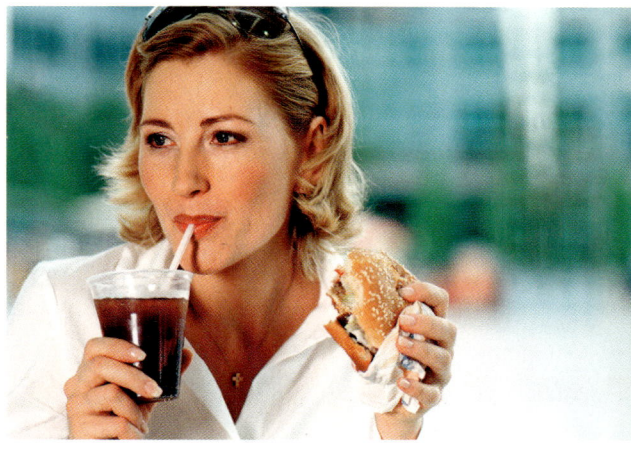

## Fast Food statt Kochtopf

Essen genießt in unserer Kultur einen hohen Stellenwert. Fragt man Deutsche, was sie mit Genuss verbinden, belegt „gut essen" einen der vordersten Plätze. Die Bedeutung einer Mahlzeit geht weit über die reine Nahrungszufuhr hinaus: Weihnachtsplätzchen gehören zur kulturellen Tradition, Geschäftspartnern Kaviar aufzutischen, ist ein Statussymbol, Fondue steht für gemütliches Beisammensein und Schokolade hilft gegen Stress. All diese Verknüpfungen lernen wir in unserem sozialen Umfeld, etwa von unseren Eltern und anderen Bezugspersonen.

Unsere Ernährungsgewohnheiten haben sich aber auch gewandelt. Kaum einer nimmt sich Zeit, seine täglichen Mahlzeiten aus fri-

schen Zutaten zuzubereiten. Im besseren Fall wird auf Tiefkühlkost zurückgegriffen, im schlechteren auf ein Stück Pizza im Stehen oder Gehen. Viele Kinder essen nur noch sporadisch eine warme Mahlzeit und wissen gar nicht, wie man kocht. Warum auch? Schließlich gibt es unzählige Fertiggerichte, die nur in den Ofen geschoben werden müssen.

Und unsere Mägen scheinen ständig größer zu werden, nehmen doch die Portionsgrößen seit Jahren dramatisch zu. Die kleinsten Portionen in Fast-Food-Restaurants sind heute größer als das, was vor 50 Jahren als „normal" über die Theke ging. Wer begnügt sich schon mit „small", wo „large" und „supersize" zu vergleichsweise günstigeren Preisen locken. Der Hamburger XXL, die Kleidergröße XXS – ein schwieriger Spagat.

Ein generelles Überangebot an Nahrungsmitteln, jede Menge kalorienreiche Fast-Food-Produkte und Bewegungsmangel bleiben nicht lange ohne gewichtige Folgen.

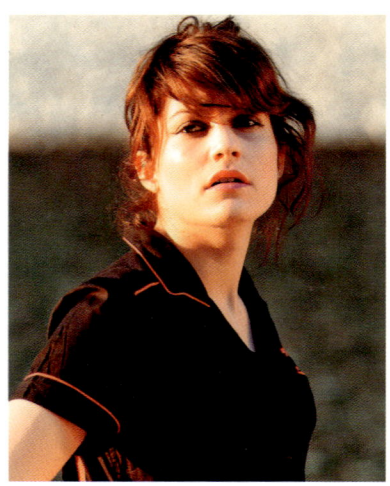

## „Na, die hat's gerade nötig ..."

Eine Radikaldiät kann den Weg zur Größe XXS nur scheinbar ebnen. Zieht man den Vergleich zu Suchterkrankungen, kann eine Diät gleichsam die „Einstiegs- droge" in eine Essstörung sein (siehe Seite 120 ff.).

Viele Betroffene waren vor Beginn ihrer Essstörung überge- wichtig und entsprechenden Hän- seleien ausgesetzt. Mitschüler, teils auch Freunde, Eltern oder Geschwister spotteten über dicke Oberschenkel, breite Hüften und großen Appetit. Nicht selten gab es Kommentare wie „Na, die hat's gerade nötig, noch ein Eis zu essen!"

Solche Vorurteile sind er- schreckend weit verbreitet, auch unter Fachleuten. Während unter- gewichtige Personen den Be- schützerinstinkt wecken, ist die Beziehung zu übergewichtigen Betroffenen meist distanzierter, teilweise sogar von oben herab: „Sie müsste sich halt beherr- schen!", oder: „Warum isst er auch so viel Süßes?". Ein „selbst schuld" steht da schnell im Raum.

## Und die Familie?

Ein kontrolliertes Essverhalten der Eltern kann die Entwicklung einer Essstörung bei Kindern fördern.

Besonders schwierig wird es für junge Menschen, wenn der Druck abzunehmen aus den Rei- hen der eigenen Verwandtschaft kommt. In den Familien Betrof- fener spielen Essen, Figur und Gewicht häufig eine besondere Rolle. Eltern ist es wichtig, eine schöne, schlanke Tochter zu ha- ben. Möglicherweise zeigen auch andere Familienmitglieder ein gestörtes Essverhalten. Wer mit einer Mutter aufwächst, die über jede Kalorie Buch führt oder einem Vater, der sich zweimal täglich auf die Waage stellt und den reichhaltigen Sonntagsbra- ten mit einem Fastentag am Montag ungeschehen machen will, kann schwerlich ein natür- liches Verhältnis zum Essen ent- wickeln.

## Wenn Essen seelischen Hunger stillt

Ähnliches gilt, wenn Mahlzeiten zur Strafe oder Belohnung eingesetzt werden. Essen wird mit bestimmten Gefühlen und Funktionen verknüpft, kann zum Ersatz für Zuwendung werden. Ein Kind, das mit Keks und Schokolade erzogen wird, verlernt zunehmend, Gefühle und Körperwahrnehmungen richtig zu deuten. Wenn es Schmerz oder Langeweile äußert, geben ihm die Eltern zu essen. Auf diese Weise lernt es nicht, körperlichen Hunger, also das natürliche Verlangen nach Essen von seelischem Hunger, dem Bedürfnis nach Nähe, Anerkennung oder Beschäftigung zu unterscheiden.

Feste Fütterungs- oder Essenszeiten verhindern zudem eine angemessene Reaktion auf Hunger- und Sättigungsgefühle des Kindes. Mütter, die an einer Essstörung leiden oder gelitten haben, füttern ihre Babys eher zu festen Essenszeiten, während gesunde Mütter sich an den Bedürfnissen ihres Kindes orientieren. Ein möglicher Weg, wie Essstörungen innerhalb einer Familie „weitervererbt" werden können.

Setzen Sie als Familienangehöriger Essen nicht als Belohnung oder Bestrafung ein.

### Essen statt Zuwendung

Vermutlich kennt jede Mutter und jeder Vater die Situation: Das Kind tut sich weh, nörgelt, ist wütend, weint. Doch sobald es den Keks in der Hand der Eltern sieht, sind Kummer und Langeweile vergessen. So gut solche Verknüpfungen auch wirken mögen, für den regelmäßigen Gebrauch sind sie nicht geeignet. Sie führen dazu, dass Essen eine ganz neue Bedeutung bekommt und mit Gefühlen verknüpft wird, die nichts damit zu tun haben. Wer lernt, dass mit Essen Kummer und Langeweile vertrieben werden, wird bei Frust wieder in den Kühlschrank greifen.

Gerade in Familien mit übergewichtigen Kindern wird Essen häufig als Belohnung oder Bestrafung eingesetzt mit, im wahrsten Sinne des Wortes, gewichtigen Folgen. Menschen mit Essstörungen berichten, dass sie essen, um eine innere Leere zu füllen und ihren seelischen Hunger zu stillen.

Auch eine verstärkte Kontrolle der Essgewohnheiten kann dazu führen, dass ein Kind verlernt, nach Hunger, Sättigung und Appetit zu essen. Tagaus tagein morgens Müsli, abends Knäckebrot oder den Teller leer essen müssen, obwohl man schon satt ist, das hat wenig mit individuellen Bedürfnissen und Genuss zu tun.

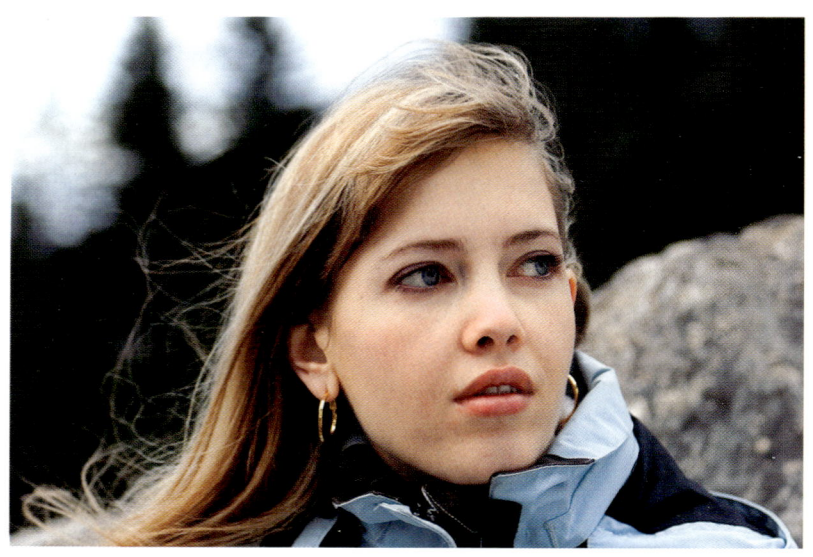

## „Ich bin anders als ihr!"

Eine Essstörung bedeutet keinesfalls, dass die Familie etwas falsch gemacht hat oder dafür verantwortlich ist. Bislang gibt es keine gesicherten Belege, dass Konflikte oder bestimmte Beziehungsmuster in der Familie eine Essstörung auslösen. In vielen Familien von Betroffenen finden sich jedoch Strukturen, die den Jugendlichen die Ablösung erschweren.

Manchmal hängen Eltern sehr an ihrem Kind, oder das Kind hat Angst, dass Familie und Ehe der Eltern zerbrechen, wenn es den elterlichen Haushalt verlässt. Teilweise gibt es schwere Konflikte oder Alkoholprobleme, vor denen sich Tochter oder Sohn in eine Essstörung flüchten. Viele Betroffene berichten, dass ihnen Anerkennung und Zuneigung ihrer Eltern gefehlt haben oder sie das Gefühl hatten, nur dann etwas wert zu sein, wenn sie gut funktionieren und gute Leistungen erbringen. Ihre Bedürfnisse wurden nicht ausreichend wahrgenommen und befriedigt.

Die Essstörung ermöglicht dem Kind, sich abzugrenzen, ohne sich wirklich von der Familie zu lösen. Die magersüchtige Tochter verweigert ihre Mahlzeit am gemeinsamen Mittagstisch, zugleich bleibt sie jedoch eng mit ihrer Familie verbunden, die sich um sie sorgt und kümmert. Der bulimische Sohn isst die Vorräte aus dem Kühlschrank und erbricht anschließend – eine ag-

Wichtig: Fördern Sie als Eltern die Selbstständigkeit Ihres Kindes!

gressive Handlung, die sich nicht in einer direkten Konfrontation, sondern unter dem Deckmantel der Essstörung ausdrückt. Diese Beispiele zeigen, dass die Erkrankung auf tiefer liegende Ursachen und Konflikte verweist und eine Heilung gleichzeitig für alle Familienmitglieder eine große Chance bietet, sich weiterzuentwickeln und an gemeinsamen Beziehungen zu arbeiten.

Betroffene reagieren auf innere Leere oft mit Essanfällen.

# Warum gerade ich?

Eine Barbie® oder ein Keks als Trostpflaster machen noch keine Essstörung. Gefährlich wird es, wenn bestimmte Merkmale zusammentreffen: ein niedriges Selbstwertgefühl und irrationale Denkmuster, z. B. das Alles-oder-Nichts-Prinzip („Entweder ich bin schlank und begehrenswert oder dick und ein Versager") sowie Schwierigkeiten, in sich selbst hineinzuhorchen. Personen mit Essstörungen empfinden sich oft als dicker, als sie wirklich sind. Die Wahrnehmung ihres eigenen Körperbilds ist gestört. Außerdem deuten Sie innere und äußere Reize falsch. Sie reagieren beispielsweise auf innere Leere mit Essen.

zudrücken. Es mangelt ihnen an Selbstwertgefühl. Hier bietet die Magersucht einen vermeintlichen Ausweg: Endlich ist man etwas Besonderes, endlich hebt man sich von anderen ab. Man selbst muss nicht essen, alle anderen schon. Man wiegt weniger, ist disziplinierter. Man hat seine Figur unter Kontrolle und wird dafür bewundert.

Dank unseres Schlankheitsideals finden magersüchtige Menschen

## Endlich etwas Besonderes sein

Essgestörte Menschen erleben ihren Körper als dick und hässlich, selbst wenn sie normal- oder untergewichtig sind. Sie tun sich schwer, ihre Gefühle wahrzunehmen, zu unterscheiden und aus-

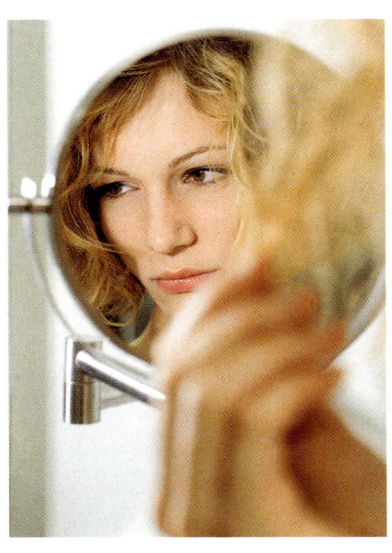

zunächst viel Unterstützung: „Mensch, bist du dünn geworden! Wie schaffst du das nur? Du siehst ja toll aus!" Eine Ermutigung, weiterzumachen, zumal Betroffene so gut wie nie mit sich zufrieden sind.

Menschen mit Essstörungen sprechen von ihrer Erkrankung oft als „beste Freundin" oder „bestem Kumpel", in ihren Augen das Einzige, was sie auszeichnet und besonders macht. Die Essstörung ermöglicht, hohe Ansprüche an sich selbst zu erfüllen, denn sowohl magersüchtige als auch bulimische Personen sind oft ausgesprochen perfektionistisch, leistungsorientiert und abhängig von der Anerkennung anderer. Die Essstörung aufzugeben, kann nur gelingen, wenn Betroffene merken, welche Stärken und Ressourcen sie tatsächlich haben und dass

sie liebenswert und einzigartig sind – unabhängig von ihrer Figur.

## „Wenn ich dünn bin, wird alles gut!"

Die Angst, die Kontrolle über ihr Essverhalten zu verlieren, treibt Betroffene immer weiter in die Essstörung: „Wenn ich mich gehen lasse und ein Pfund zunehme, kann ich nicht mehr aufhören und werde fett!" Dieses Schwarz-Weiß-Denken nach dem Alles-oder-Nichts-Prinzip ist irrational und begünstigt die Entstehung von Essanfällen: Wenn das Gefühl aufkommt, zu viel gegessen zu haben, fallen unter dem Motto „Jetzt ist es eh schon egal" schnell sämtliche Schranken. Dazu können schon vergleichsweise geringe Mengen ausreichen: ein

Betroffenen ist die Meinung anderer oft sehr wichtig.

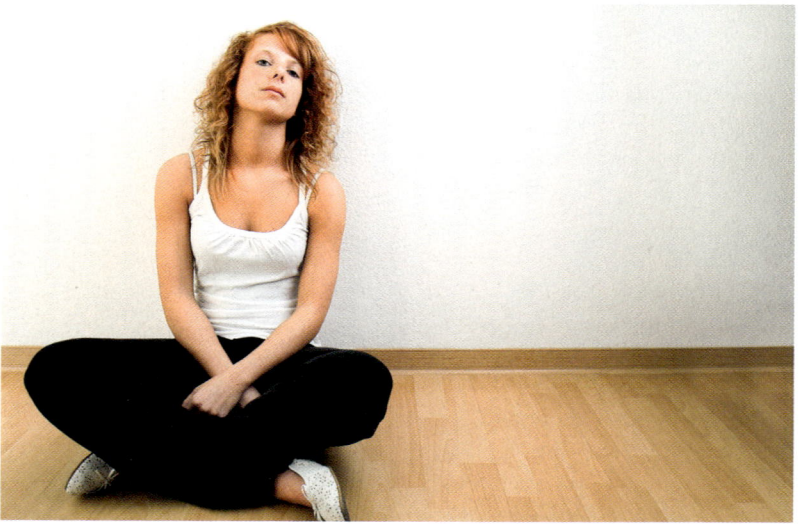

ganzes Brötchen statt eines halben oder zwei Stück Schokolade statt einem.

Im Hintergrund werden einseitige Zusammenhänge hergestellt: „Alle mögen mich nur, weil ich so dünn bin – und nur solange ich auch dünn bleibe". Oder: „Mein Freund hat damals nur Schluss gemacht, weil ich so fett und hässlich war. Wenn ich wieder zunehme, bekomme ich nie einen neuen Freund". Bezeichnend sind irrationale Vorstellungen und Ängste, etwa dass kleine Nahrungsmengen zu starken Gewichtszunahmen führen könnten. Teufelskreise entstehen: Ein magersüchtiger Mann traut sich nicht mehr zu essen, eine bulimische Frau kann nicht aufhören mit Erbrechen und Abführmitteln.

**Der Teufelskreis der Anorexia nervosa**

Ausgangspunkt einer Anorexie sind ein starkes Bedürfnis nach Selbstkontrolle und ein niedriges Selbstwertgefühl. Da sich das Gewicht gut überprüfen lässt, steigt das Gefühl der Selbstkontrolle mit zunehmender Gewichtsabnahme. Auch das Selbstwertgefühl nimmt zu, schließlich kommt, zumindest anfangs, meist ein positives Feedback aus dem sozialen Umfeld.

Im Verlauf der Magersucht ziehen sich Betroffene mehr und mehr zurück. Ihr Leben dreht sich um Essen, Figur und Gewicht. Das

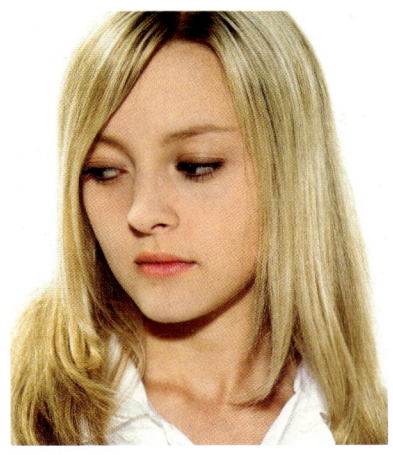

„Alles-oder-Nichts-Prinzip" verhindert Schritte aus der Erkrankung. Gleiches gilt für körperliche Begleit- und Folgeerscheinungen. Konzentrationsschwierigkeiten etwa verstärken die Angst vor einem Kontrollverlust. Folglich steigert der Magersüchtige seine Bemühungen, alles im Griff zu behalten – die Spirale dreht sich weiter.

**Der Teufelskreis der Bulimia nervosa**

Bei einer Bulimie – und in ähnlicher Form auch bei einer Binge-Eating-Störung – ist der geringe Selbstwert ebenfalls Ausgangspunkt der Erkrankung. Eine gute Figur erscheint als geeignetes Mittel, das Selbstbewusstsein aufzubessern. Betroffene sind auf diese Idee fixiert. Sie zählen jede Kalorie, planen minutiös, wann und was sie essen, kontrollieren mehrmals täglich ihr Gewicht. Mit

Der Gewichtsverlust soll das Selbstwertgefühl heben.

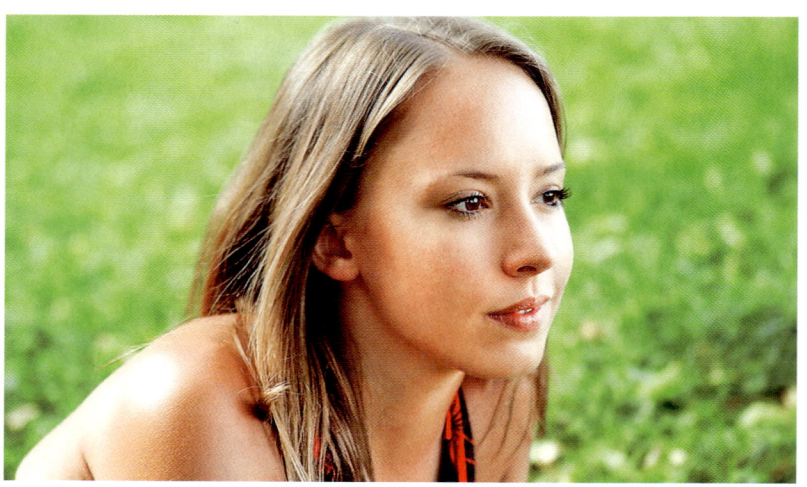

kontrolliertem und eingeschränktem Essverhalten und Diäten versuchen sie, abzunehmen bzw. eine schlanke Figur zu behalten. Die wenigsten Frauen und Männer halten allerdings dauerhaft derart selbst auferlegte Fastenzeiten durch. Es kommt zu Essanfällen, bei denen der Körper sich das holt, was ihm vorenthalten wurde. Im Gegensatz zu Personen mit Binge-Eating-Störung greifen bulimische Personen zu Gegenmaßnahmen, um nicht an Gewicht zuzunehmen. Sie erbrechen, nehmen Abführmittel oder Medikamente.

Manche treiben exzessiv Sport, um auch wirklich jede zugeführte Kalorie wieder abzubauen. Die sogenannte Sportbulimie (siehe Seite 18 f.) findet sich vor allem bei männlichen Betroffenen. Essanfälle werden als völliger Kontrollverlust erlebt und sind kaum

geeignet, den Selbstwert zu erhöhen. Die Betroffenen fühlen sich minderwertig, unfähig und hässlich – und wieder schließt sich ein Teufelskreis. Kurz gesagt: Einsamkeit, Frustration und Leere werden „weggegessen", um sich anschließend für den Essanfall zu schämen und Schuldgefühle zu entwickeln – Anlass genug für einen erneuten Essanfall.

## Was Hänschen nicht isst ...

Menschen, die schon als Kleinkinder sehr wählerisch waren und wenig Interesse am Essen zeigten, haben ein erhöhtes Risiko, später eine Magersucht zu entwickeln. Bulimische Personen berichten dagegen, dass Mahlzeiten in der Kindheit häufig mit Streitigkeiten verbunden waren. Auch

Vor allem Männer sind von der sogenannten Sportbulimie betroffen.

haben sie als Kind öfter ungenießbare Stoffe wie Papier oder Gras gegessen.

Das bedeutet freilich nicht, dass jedes Kind, das Gemüse verschmäht, eine Weile nur Nudeln essen möchte oder mal ein Stück Papier in den Mund nimmt, eine Essstörung entwickeln wird. Wichtig ist, in solchen Fällen angemessen zu reagieren: Wenn Essen das Hauptkonfliktthema der Kindheit wird und sich die ganze Familie damit beschäftigt, ob Hans seinen Brei isst und Lisa auch ordentlich zunimmt, ist Vorsicht geboten. Hans und Lisa lernen schnell, dass Essen ein geeignetes Mittel ist, um Aufmerksamkeit zu erlangen, Macht auszuüben oder andere unter Druck zu setzen. So erhält die Nahrungsaufnahme eine Bedeutung, die ihr keineswegs angemessen ist.

## Auch der Körper mischt mit

Hinter dem Teufelskreis der Bulimie stecken nicht nur psychische, sondern auch biologische Gründe: Nach Fastenzeiten versucht der Körper, sich das zu holen, was ihm lange Zeit verwehrt blieb. Wer sich alle Süßigkeiten verbietet, wird genau darauf Heißhunger entwickeln. Meist gibt es endlos lange Listen von sogenannten verbotenen Lebensmitteln, die Betroffene, aus Angst vor einer Gewichtszunahme, sich nicht essen trauen. Sie lesen sich wie ein „Speiseplan" für den Essanfall: Kuchen, Eis, Milch, fette Soßen, Pizza, Sahne und Fast Food – alles, was eigentlich „verboten" ist, wird dann verschlungen.

Der Weg zu einem Leben ohne Essattacken kann nur so gestaltet sein, sich künftig kein Lebensmittel zu verbieten. Eine gesunde Ernährung ist weder fett- noch kohlenhydratfrei, sondern eine ausgewogene Mischung verschiedenster Speisen, die den individuellen Bedürfnissen und einem tatsächlichen Bedarf entsprechen – ohne diätetische Einschränkungen (siehe Seite 112 ff.).

Crashdiäten stehen oft am Anfang einer Essstörung. Denn wer sich bestimmte Nahrungsmittel verbietet, wird umso mehr Heißhunger darauf entwickeln. Die Folgen sind Essattacken und noch strengeres Fasten.

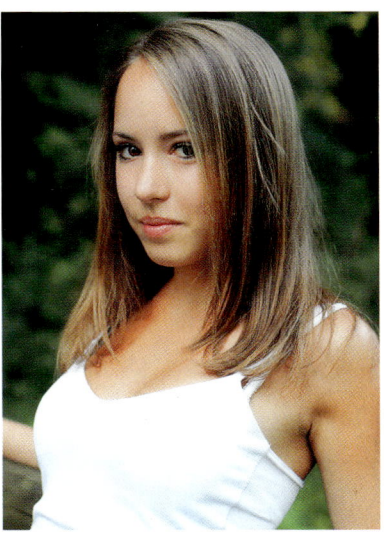

Bekommt der Körper zu wenig Nahrung, schränkt er seinen Energieverbrauch ein. Wird wieder normal gegessen, steigt das Körpergewicht deutlich an. Man spricht dann vom „Jo-Jo-Effekt" (siehe Seite 120 f.).

# Der Kampf um das Normalgewicht

Im Jahr 1950 beschrieb eine amerikanische Arbeitsgruppe die Ergebnisse eines aufsehenerregenden Experiments: 36 junge, psychisch gesunde, männliche Amerikaner hatten ihre Kalorienzufuhr freiwillig mehrere Monate lang deutlich reduziert und dabei durchschnittlich 25 Prozent ihres Körpergewichts verloren. Das Erstaunliche: Die Teilnehmer zeigten auf einmal seltsame Verhaltensweisen. Sie fingen an, sich exzessiv mit Essen und ihrem Gewicht zu beschäftigen. Einige horteten Nahrungsmittel und begannen, Kochbücher zu lesen oder Rezepte zu sammeln. Viele wurden gereizt und depressiv und zogen sich immer mehr zurück. Obschon ihre körperliche Leistungsfähig-

keit sank, verbrachten einige der Männer Stunden mit gymnastischen Übungen. Andere erlitten Heißhungerattacken und erbrachen die Nahrung anschließend wieder. Das Gefühl für Hunger und Sättigung ging verloren. Ein großer Teil berichtete von körperlichen Beschwerden, etwa Schlafstörungen, Schwindelgefühlen, Kreislauf- oder Magen-Darm-Problemen. Kurz: Die Teilnehmer zeigten zahlreiche Auffälligkeiten, die für magersüchtige Personen typisch sind. Dies deutet darauf hin, dass zumindest ein Teil der symptomatischen Verhaltensweisen Begleit- und Folgeerscheinungen des Hungerzustands sind.

Obwohl die Teilnehmer abnahmen, blieb das Ausmaß der Gewichtsreduktion hinter den erwarteten Ergebnissen zurück. Der Grund: Wegen Nahrungsknapp-

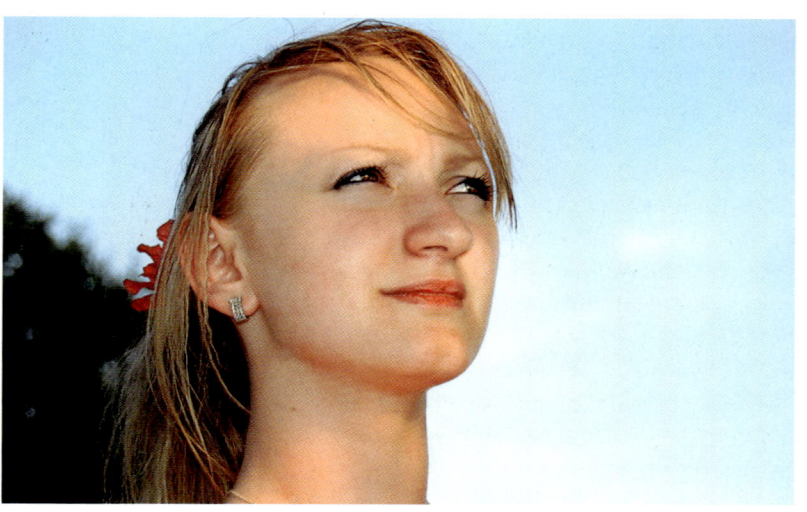

heit hatte der Körper seinen Energieverbrauch durch Verringerung des Grundumsatzes (siehe Seite 25) drastisch eingeschränkt.

Derselbe Effekt, allerdings in puncto Gewichtszunahme, konnte von einem amerikanischen Arbeitsteam Ende der 1960er-Jahre beobachtet werden. Die Gewichtszunahme bei sehr kalorienreicher Ernährung fiel deutlich geringer aus als zunächst angenommen. Der Grundumsatz hatte sich erhöht. Der Körper reagierte frei nach dem Motto: „Überangebot – volle Fahrt voraus!"

Offensichtlich gibt es einen sogenannten Set-Point, ein individuelles, großteils biologisch festgelegtes Körpergewicht. Es pendelt sich bei einem bestimmten Wert ein, schwankt bei normalem Essverhalten nur geringfügig und lässt sich in aller Regel nur unter größeren Mühen unter bzw. über den Set-Point heben. Der Körper arbeitet gegen Gewichtsveränderungen, indem er den Grundumsatz entsprechend anhebt oder senkt. Grundvoraussetzung dafür ist, auf seine Körpersignale zu achten – prinzipiell ein natürlicher Instinkt, der leider immer mehr verloren geht. Wer nach (Kalorien-)Plan isst, anstatt auf Hunger und Sättigung zu achten, ist nicht mehr in der Lage, die Signale seines Körpers zu deuten. Auf kontrolliertes und eingeschränktes Essverhalten folgen – wie bereits beschrieben – Heißhungeranfälle

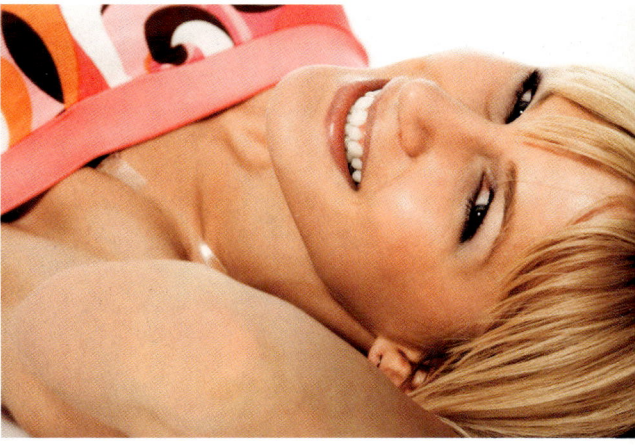

und, um diese auszugleichen, erneute Diättage. Da der Körper während einer Diät seinen Grundumsatz senkt, ist die Gewichtsabnahme dahin, sobald wieder normal gegessen wird. Meist kommen sogar noch ein paar Pfunde dazu, da der Körper nach jeder Fastenperiode versucht, Nahrung besonders gut zu verwerten. Der gefürchtete Jo-Jo-Effekt ist schon vorprogrammiert.

## Der Einfluss der Gene

Personen mit auffälligem Essverhalten geben ihren Kindern ein schlechtes Vorbild und verhalten sich ihnen gegenüber oft anders als gesunde Eltern – das haben Sie bereits gelesen. Zudem scheinen genetische Faktoren bei der Entwicklung einer Essstörung eine Rolle zu spielen. Studien zeigen, dass bei eineiigen Zwillingspaaren häufiger beide an einer Ess-

Vermutlich spielen auch die Gene bei der Entwicklung von Essstörungen eine Rolle.

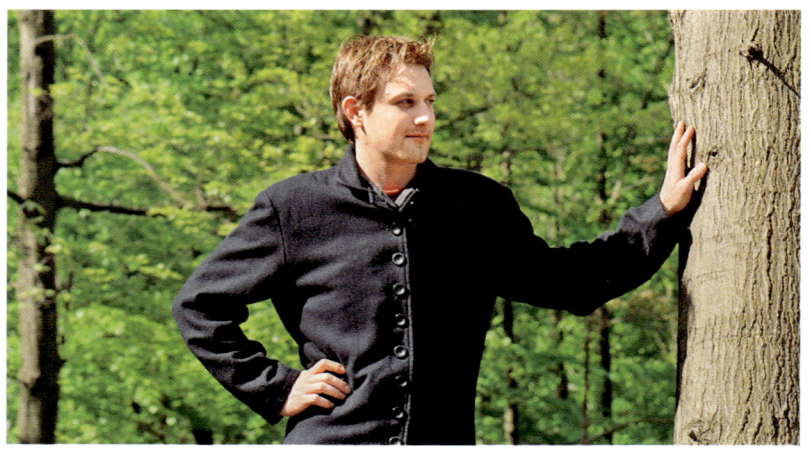

Bei Betroffenen ist der Hormonhaushalt gestört. Bei magersüchtigen Frauen bleibt z. B. die Menstruationsblutung aus.

störung leiden als bei zweieiigen Zwillingen. Wie dieser Effekt zustande kommt und was genau vererbt wird, ist bislang noch unklar.

## Eine Frage der Hormone?

Besser belegt ist der Einfluss bestimmter körpereigener Substanzen auf die Entstehung bzw. Aufrechterhaltung einer Essstörung. Hier spielt das Hormon Leptin eine wichtige Rolle. Leptin (griechisch leptos = dünn) wird vorwiegend in den Fettzellen des Körpers hergestellt und in die Blutbahn ausgeschüttet. Je größer die Körperfettmenge, desto höher ist der Leptingehalt. Ein niedriger Leptinspiegel verstärkt das Hungergefühl, ein hoher reduziert es.

Stark untergewichtige Personen verfügen also über zu wenig

Leptin. Studien haben gezeigt, dass dieser niedrige Leptinspiegel u. a. das Ausbleiben der Regelblutung bei magersüchtigen Frauen bedingt. Auch innere Unruhe und ein erhöhter Bewegungsdrang, häufige Merkmale anorektischer Personen, lassen Rückschlüsse auf einen Leptinmangel zu. Diese Hyperaktivität macht aus evolutionärer Sicht durchaus Sinn: Der Organismus reagiert auf Hungerperioden, indem er seine Aktivitäten verstärkt, um möglichst rasch wieder an Nahrung zu kommen.

Auch der Neurotransmitter Serotonin kann bei Essstörungen eine Rolle spielen. Er dient als Botenstoff zwischen verschiedenen Nervenzellen. Serotoninmangel wird mit Depressionen in Verbindung gebracht, die ihrerseits häufige Wegbegleiter einer Essstörung sind. Genauere Zusammenhänge sind bislang jedoch unklar.

# Essstörung – ja oder nein?

Ursachen und Hintergründe für Essstörungen gibt es viele. Das hat die Lektüre dieses Kapitels gezeigt. Eine Frage bleibt: Warum entwickeln manche Menschen eine Essstörung, andere aber nicht? Die amerikanische Forscherin Mary E. Connors versucht, dieses Rätsel mit ihrem sogenannten Zweifaktorenmodell zu lösen. Unzufriedenheit mit dem Körper ist der eine wichtige Faktor bei der Entstehung von Essstörungen. Ihm folgen Versuche, die Figur zu perfektionieren. Waage, Gewicht und Diäten erhalten einen hohen Stellenwert im Leben.

Der zweite Faktor beinhaltet individuelle Probleme, also z. B. ein niedriges Selbstwertgefühl und/ oder eine unsichere Bindung zu wichtigen Bezugspersonen. Eine Essstörung entwickelt sich nach Connors nur dann, wenn beide Faktoren zusammenwirken. Fehlt Faktor eins, die Unzufriedenheit mit Körper und Gewicht, entsteht eine wie auch immer geartete psychische Erkrankung, jedoch keine Essstörung. Faktor eins allein führt hingegen zu den üblichen Gewichtsproblemen unserer Zeit. Unzufrieden mit ihrem Körper sind viele Menschen. Diätvorschläge füllen nicht umsonst jedes Frühjahr Hunderte von Seiten in Frauenzeitschriften. Meist bleibt es dabei, es kommt zu keiner Essstörung, da Faktor zwei fehlt und die persönliche Basis weitgehend stimmt.

Bestimmte Fähigkeiten und Fertigkeiten, über die eine Person verfügt, können also vor einer Essstörung schützen. Das zeigt auch die Forschung zur sogenannten Resilienz, einem Schutzschild, der davor bewahrt, bleibende (seelische) Blessuren infolge schwerwiegender Konflikte oder belastender Erfahrungen davonzutragen. Diese Widerstandskraft erlangen wir u. a. durch ein hohes Selbstwertgefühl und die Überzeugung, das eigene Leben meistern zu können, eine hohe soziale Kompetenz, gute und stabile emotionale Beziehungen zu Bezugspersonen und ein stützendes soziales Umfeld sowie aktive und wirksame Strategien zur Bewältigung von Schwierigkeiten.

Nicht jeder, der mit seinem Körper unzufrieden ist, entwickelt automatisch eine Essstörung.

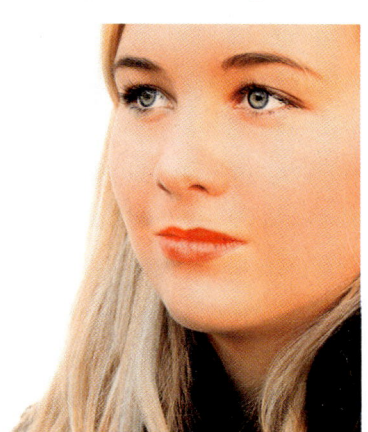

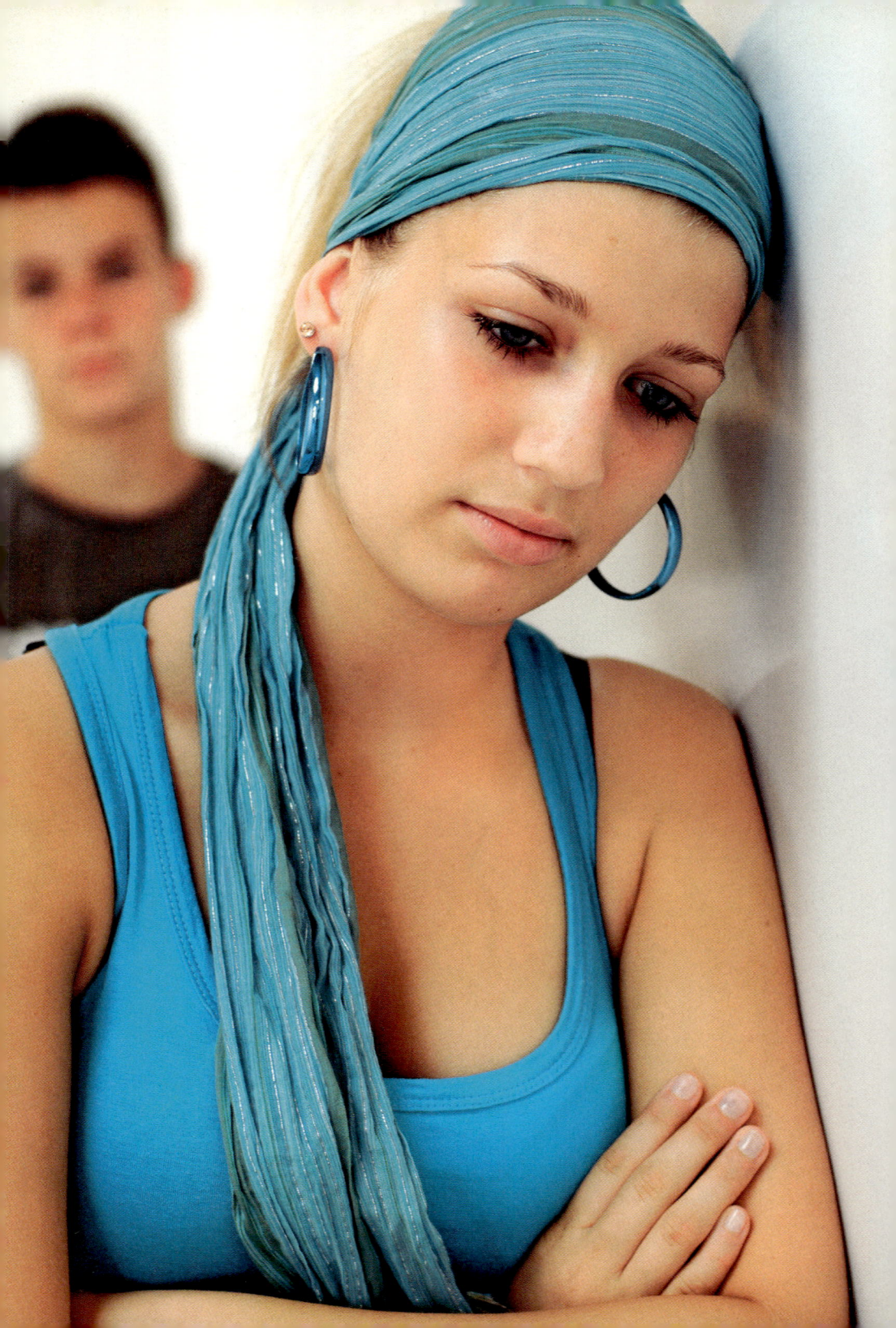

# Was tun bei einer Essstörung?

Zunächst die schlechte Nachricht: Der Weg aus einer Essstörung ist meist mühsam und von Rückfällen begleitet. Das verstärkt vorhandene Selbstzweifel und erschwert die Motivation zur Veränderung. Im Kampf gegen die Krankheit bedarf es daher eines starken Willens. Nun die gute Nachricht: Wem es gelingt, seine Energie, die bislang für die Essstörung eingesetzt wurde, in seine Genesung zu investieren, der hat sehr gute Chancen auf ein gesundes Leben. Die Unterstützung durch Angehörige, aber auch durch Freunde ist besonders wichtig, um dieses Ziel zu erreichen.

## Selbst betroffen – was kann ich tun?

Sich seine Essstörung einzugestehen, ist der erste und vielleicht auch schwerste Schritt auf dem Weg in ein normales Leben. Häufig kommt der Anstoß nicht von selbst, sondern von anderen Personen. Betroffene neigen dazu, ihre Situation zu bagatellisieren oder wehren völlig ab: „Ich bin doch nicht magersüchtig", oder: „Ich erbreche nur, weil mir momentan so übel ist". Nicht selten ist es ein schwieriger und langwieriger Prozess bis zur Selbsterkenntnis, an einer Essstörung zu leiden. Diese „Krankheitseinsicht" ist wesentliche Voraussetzung zur Veränderung des gestörten Essverhaltens und zur Gesundung.

Das Wichtigste ist jetzt, dass Sie sich Folgendes klarmachen: Nicht Ihre Essgewohnheiten sind die Ursache Ihrer Essstörung. Dahinter stecken andere, tiefere Probleme.

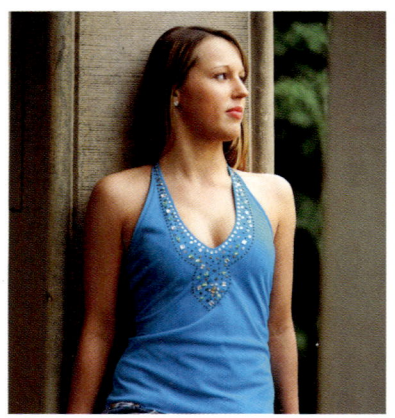

## Was mir meine Seele sagen will

Betrachten Sie Ihre Essstörung als verschlüsselte Botschaft und denken Sie darüber nach, was Ihnen Ihre Psyche damit sagen will. Eine Lösung Ihrer Probleme kann auf keinen Fall in Hungern und Erbrechen liegen, das sollten Sie sich immer wieder bewusst machen. Was jetzt zählt, ist zu erkennen, welche inneren Konflikte hinter Ihrem Essproblem stecken. Ebenso gilt es, Ihr Selbstbewusstsein zu stärken und Schritt für Schritt neu zu lernen, sich normal und gesund zu ernähren.
Erinnern Sie sich daran, wie sich Ihre Probleme um Essen und Körpergewicht entwickelt haben und welche seelischen Konflikte damit verbunden waren oder sind. Verstehen statt verurteilen: So gelingt ein wichtiger Schritt hin zur Gesundung.

**Das Zeitfenster sollte großzügig in die Vergangenheit reichen, da mögliche Ursachen von Essstörungen oft lange vor offensichtlichen Verhaltensänderungen liegen.**

### Auslösende Faktoren

Um im Einzelnen zu analysieren, was hinter Ihrer Essstörung steckt, kann es helfen, sich anhand einer Zeitlinie mit zurückliegenden Lebensereignissen zu beschäftigen. Gehen Sie dabei ruhig ein wenig weiter in die Vergangenheit zurück, mindestens bis einige Monate vor Beginn der Krankheit. Ihre individuelle Zeitlinie zeigt wichtige Ereignisse der Vergangenheit und Ihre Vorstellungen (Ängste) im Hinblick auf die Zukunft. Auf einer waagerechten Linie werden Punkte mit dem jeweiligen Lebensalter festgelegt und dazugehörige besondere Lebensereignisse (Krisen) eingetragen.

Folgende Fragen können hilfreich für Sie sein: Was ist im Vorfeld der Essstörung geschehen? Habe ich z. B. durch Trennung, Umzug oder

### Bewertung der Vergangenheit

Schreiben Sie die „Geschichte meiner Essstörung aus heutiger Sicht". Nur für sich allein. Das kann sehr aufschlussreich sein. In dieser Art Autobiografie geht es um eine aktuelle Bewertung von Ereignissen der Vergangenheit. Möglicherweise haben Sie bereits neue Sichtweisen oder sogar Lösungsansätze entwickelt.

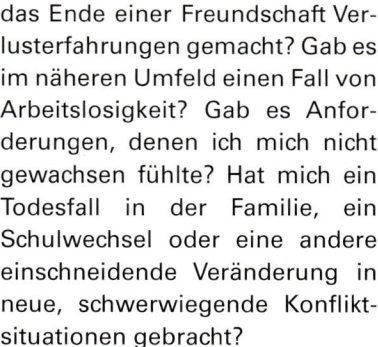

## Hinterfragen Sie Ihre Essstörung!

Klären Sie für sich folgende Fragen. Dadurch lernen Sie, Ihre Essstörung und deren Ursachen besser zu verstehen:

- Wie „schützt" mich meine Essstörung vor realen und vermeintlichen Erwartungen und Anforderungen anderer?
- Was tut die Krankheit für mich, d. h. welche Aufmerksamkeit bekomme ich dadurch? Welchen Stellenwert nimmt die Essstörung in meinem Alltag ein?
- Ist die Erkrankung zur „vertrauten Freundin", zum „vertrauten Freund" geworden? Welche Bedürfnisse lassen sich damit befriedigen?

das Ende einer Freundschaft Verlusterfahrungen gemacht? Gab es im näheren Umfeld einen Fall von Arbeitslosigkeit? Gab es Anforderungen, denen ich mich nicht gewachsen fühlte? Hat mich ein Todesfall in der Familie, ein Schulwechsel oder eine andere einschneidende Veränderung in neue, schwerwiegende Konfliktsituationen gebracht?

### Wozu „brauche" ich meine Essstörung?

Wenn ein natürlicher Umgang mit Essen misslingt, ist die Beziehung zu uns selbst, zu unserem Körper und auch zu unserer Umwelt gestört. Zu viel oder zu wenig essen kann eine individuelle Konfliktlösung im Umgang mit unangenehmen oder angstbesetzten Situationen oder Anforderungen des Lebens sein. Die Essstörung hat eine wichtige Funktion im Leben übernommen. Umso schwerer ist es, sich von ihr zu befreien.

Je klarer Sie sich über den Stellenwert sind, den Sie der Essstörung eingeräumt haben, desto leichter wird es Ihnen fallen, sich von ihr zu lösen. Stellen Sie folgende Überlegungen an: Was wollen Sie Ihrer Umwelt durch Ihre Essstörung mitteilen?

- „Mein Körper gehört mir allein!"
- „Lass mich in Ruhe!"
- „Ich brauche nichts, nicht einmal Nahrung!"
- „Ich vollbringe eine besondere Leistung!"
- „Ich mach mich ,dünne'!" (Wunsch nach Distanz)
- „Ich muss beschützt werden!"

Auch hilfreich: Notieren Sie, wie Ihr Leben ohne Essstörung aussehen würde. Sich vorzustellen, wie es bei einem Verzicht auf die Essstörung sein wird und sich seine Zukunft ohne Essstörung auszumalen, kann die momentane Funktion der Erkrankung sichtbar

Blicken Sie in die Zukunft! Überlegen Sie sich, wie ein Leben ohne Essstörung aussehen würde.

Der Gedanke an ein Leben ohne Essstörung löst bei den Betroffenen nicht nur positive Gefühle, sondern auch große Ängste aus.

machen und gleichzeitig eine gute Übung für eine neue Entwicklungsstufe sein.

- Welche Ängste löst die Vorstellung aus, ein Leben ohne Essstörung zu führen?
- Wie wäre ich ohne diese Erkrankung?
- Wie würde ich ohne Essstörung mit meinen eigenen Gefühlen umgehen?
- Wie würde ich meine körperlichen Empfindungen wahrnehmen? Wie kann ich es schaffen, mich mit meinem Körper anzufreunden?
- Wie werden sich ohne Essstörung meine Beziehungen zu anderen gestalten? Werden sie mir beispielsweise weniger Beachtung schenken?
- Mit welchen Anforderungen werde ich mich auseinandersetzen müssen, wenn ich mich von meiner Essstörung verabschiede?

Eine weitere Möglichkeit: Schreiben Sie einen Abschiedsbrief an Ihre Erkrankung. Für viele Betroffene ist die Essstörung zum „vertrauten Partner" geworden. Der Abschied fällt dementsprechend schwer.

**Warum halte ich an meiner Essstörung fest?**
Ein veränderter Umgang mit Essen als Strategie zur Konfliktbewältigung wird schnell zur Gewohnheit: Hungern oder ständiges Essen wird mehrfach täglich praktiziert, es gehört zum Leben dazu. Dieses antrainierte und stabile Lernmuster aufzugeben, ist zunächst mit Angst besetzt.

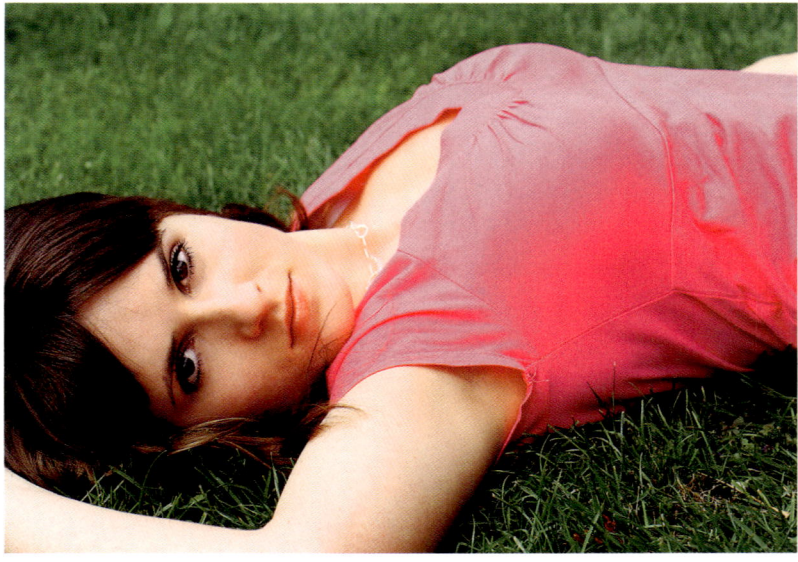

Durchaus verständlich, sich gegen diese Veränderungen zu wehren. Gesund werden setzt jedoch voraus, diese Gewohnheit zu bekämpfen und sie loszulassen.

Beharrlichkeit und Ausdauer gelten als lobenswerte Eigenschaften. Rechtzeitig auf die Bremse zu treten und ein misslungenes Projekt, eine unerfreuliche Beziehung o. Ä. zu beenden, erfordert eine Größe, die vielen Menschen schwerfällt. Warum tun Betroffene in puncto Essstörung nicht das, was offensichtlich vernünftig wäre? Die Antwort liegt auf der Hand: Die Angst davor, das Gesicht und seine „besondere Identität", die durch eine Essstörung erlangt wird, zu verlieren, sind Hindernisse auf dem Weg der raschen Gesundung.

Trennung bedeutet, Vertrautes loszulassen und sich auf fremdes Terrain zu begeben. Das erzeugt ein Gefühl von Unsicherheit und Verlassenheit. Die Angst vor Neuem bereitet Qualen. Wer diese negativen Empfindungen vermeiden will, macht lieber weiter wie bisher.

Halten auch Sie an Altbewährtem fest, weil der Preis einer Veränderung zu hoch erscheint? Stellen Sie doch einmal Ihre persönliche Kosten-Nutzen-Analyse auf: Welches Für und Wider gibt es für das Festhalten an der Krankheit und welches für das Loslassen?

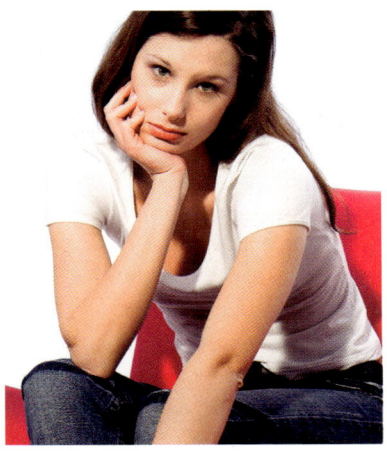

Welche Konsequenzen hat es, wenn Sie weitermachen? Welche, wenn Sie aufhören und neue Wege gehen? Welchen Nutzen bietet Ihre Essstörung? Gab es in der Vergangenheit Probleme, die durch die Essstörung verschwunden sind? Eltern betroffener Jugendlicher vergessen z. B. ihre Beziehungsprobleme und widmen sich ihrem essgestörten, kranken Kind. Diese Aufmerksamkeitsverlagerung führt vorübergehend zur Stabilisierung der Familiensituation, aber auch zur Verfestigung der Symptomatik.

Fragen Sie sich auch, welche Nachteile mit der Essstörung verbunden sind. Von welchen gesundheitlichen Auswirkungen sind Sie betroffen? Wie sieht ihr soziales Leben aus? Treffen Sie sich noch mit Ihren Freunden? Durch eine bewusste Auseinandersetzung mit der Realität werden zahlreiche negative Seiten

Die Trennung von der Essstörung bedeutet, Neues auszuprobieren. Der Gedanke daran erzeugt bei den Betroffenen Unsicherheit.

der Erkrankung deutlich. Sie fördern zudem die Motivation zum
Ausstieg.

**Wonach „hungere" ich wirklich?**
Leere, Langeweile, Wut, Einsamkeit und Erschöpfung werden
mit unverhältnismäßigem Essen
oder Hungern beantwortet, weil
andere Mechanismen fehlen.
Statt sich auf eine Konfrontation
einzulassen und zu erleben, dass
auch negative Gefühle mit der
Zeit schwächer werden und positiven Gefühlen Platz machen,
operieren Betroffene mit ihrer
Essstörung.
Angst vor emotionalem Kontrollverlust wird von Magersüchtigen
durch Hungern, von Esssüchti-
gen mit Essen betäubt. Wut und
Ärger werden „hineingefressen"
oder „ausgehungert", anstatt offen gezeigt und verarbeitet zu
werden.

Betroffene fühlen sich gegenüber
Ansprüchen oder Erwartungen
von Familie, Partner, Arbeitskollegen oder Schulkameraden häufig
hilflos oder sogar ausgeliefert.
Sie erleben sich in einer „Opfer-
rolle" und lassen andere über sich
bestimmen oder lehnen deren
Forderungen nicht ab. Sie scheu-
en die Selbstbestimmung und
zweifeln an sich selbst.

Woher kommen solche Minderwertigkeitsgefühle? Manche Betroffene haben in ihren Familien
Missachtung, Vernachlässigung
oder sexuellen Missbrauch erlebt
bzw. zu einem anderen Zeitpunkt
schwere persönliche Niederlagen
erfahren. Nicht weiter verwunderlich, wenn das Selbstwertgefühl
wenig ausgeprägt ist. Wer verunsi-
chert ist, kann seiner Umwelt nicht
mehr sicher begegnen. Wer sich
gedemütigt fühlt, wird ängstlich.

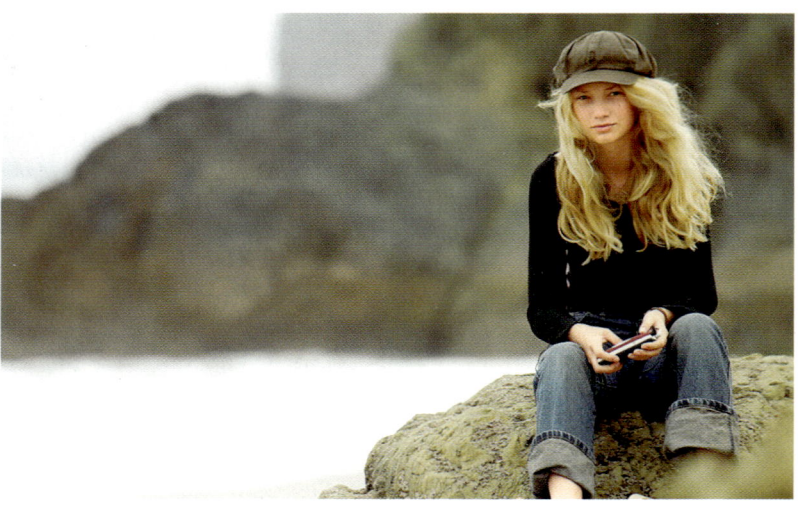

## Kosten-Nutzen-Analyse

| Loslassen und gesund werden | | Weitermachen und krank bleiben | |
|---|---|---|---|
| Vorteile | Nachteile | Vorteile | Nachteile |
| Energie | Verlust an Aufmerksamkeit | Zuwendung erleben | weitere soziale Isolation |
| Selbstbewusstsein | Verlust an Schonung | schlank bleiben | Kontrolle beim Essen |
| … | … | … | … |

Betroffene verwechseln teilweise Abhängigkeit mit Liebe. Ein Grund, warum auch ungesunde Beziehungen häufig lange aufrechterhalten werden. Dem schwachen Ich fällt das Alleinsein schwer. Die Angst, das Wohlwollen einer Bezugsperson zu verlieren, führt zu Anpassung und Unterordnung. Wer sich anderen aus Angst vor Freiheit und Selbstbestimmung unterwirft, kann sich selbst nicht mehr lieben.

Möglicherweise hilft Ihnen ein Blick zurück. Machen Sie sich bewusst, wie Ihre eigene Essgeschichte aussieht. Welche Lernerfahrungen haben Sie in Bezug auf Ihr „Hungerbewusstsein" gemacht? Welchen äußeren Zwängen (Esszeiten, Portionsgrößen, Erziehungsmuster in der Herkunftsfamilie) waren Sie ausgesetzt? Durften Sie als Kind selbst entscheiden, wann Sie essen wollten und wann nicht, Hunger und Sättigung selbst erspüren (siehe Seite 39)? Überprüfen Sie Regeln der Vergangenheit und entscheiden Sie heute, was Sie ändern möchten. Als erwachsene Person bestimmen Sie selbst, wie Sie auf verschiedene Situationen reagieren.

**Training für das Selbstwertgefühl**
Prüfen Sie zunächst Ihre inneren Selbstgespräche und achten Sie auch auf Ihre Kommunikation mit anderen. Wie oft benutzen Sie „Ich muss …" oder auch „Ich kann nicht …"? Ersetzen Sie diese Sätze mit „Ich kann …", und prüfen Sie dann, ob die Aussage realisierbar ist oder ob Sie stattdessen besser „Ich will nicht …" wählen. Ein neues Selbstbild ist nur durch neue Erfahrungen im Bereich von Denken, Reden und Handeln möglich. Was wird sich ändern, wenn Sie einen gesunden Egoismus ausleben, Ihre Wünsche

Wenn Sie sich verändern wollen, sollten Sie sich nicht mit Schuldzuweisungen an andere aufhalten.

deutlich formulieren oder Forderungen anderer ablehnen? Wie gelingt es Ihnen, selbstverantwortlich zu handeln und dabei mit der Angst vor Neuem umzugehen? Was wird geschehen, wenn Sie sich anders verhalten? Niemand kann vorhersagen, wie die Umwelt auf Sie reagieren wird.

Es lohnt sich aber, kleine überschaubare „Experimente" zu wagen und Neues auszutesten. Dadurch lernen Sie neue Seiten an sich kennen, Ihr Selbstbild wird sich allmählich verändern. Etwas Mut kostet es schon, den nächsten Schritt zu wagen. Bestärken Sie sich selbst oder sprechen Sie Ihr Vorhaben mit einem „Helfer" (Freund, Elternteil, Therapeut etc.) ab.

### Ein Blick in die Zukunft

Welche Bedeutung hat das Körpergewicht für Sie? Eine Antwort darauf werden Sie durch folgende Fantasieübung erhalten: „Beamen" Sie sich gedanklich in die Zukunft, dorthin, wo Sie bereits ein gesundes Gewicht erreicht haben. Achten Sie dabei ganz genau auf ihren „Fantasiekörper". Wie fühlt er sich an? Spüren Sie die Veränderung? Was tun Sie? Wie verhalten sich die anderen? Welche Ängste und Konflikte sind mit dem gesunden Zustand verknüpft?

### Was hilft gegen die Angst?

Hinter einer Essstörung steht meist die Angst vor Freiheit und eine Scheu, selbstverantwortlich zu handeln. Dieser innere Konflikt

## Zukunftsvisionen

Folgende Übung hilft Ihnen, sich darüber klar zu werden, welche Sehnsucht hinter Ihrer Erkrankung liegt: Stellen Sie sich vor, Sie hätten es bereits geschafft, Ihre Essstörung loszulassen: Wie würde sich das anfühlen? Welche Wünsche würden Sie sich erfüllen, wenn alles vorbei wäre? Wo würden Sie Ihr Leben anders gestalten? Welche Helfer – Freund, Freundin, Eltern oder Therapeut – möchten Sie an Ihrer Seite haben, um sich wohler zu fühlen?

Üben Sie am besten täglich Ihre Vorstellung vom essstörungsfreien Leben. So können Sie Motivation aufbauen. Es entsteht ein „Sogeffekt", der die Energie in Richtung Gesundung lenkt. Trainieren Sie mit dieser Technik schrittweise Ihre Annäherung an einen gesunden Zustand.

Meist bedarf es mehrerer Anläufe, um eine Änderung zu erzielen. Geben Sie sich eine Chance. Lassen Sie sich nicht entmutigen und denken Sie immer an Ihre Zukunftsvision!

## Bedürfnis nach Akzeptanz

Betroffene entwickeln zahlreiche Strategien, um ihr Bedürfnis nach Akzeptanz durch ihre Mitmenschen zu befriedigen.

- Magersüchtige zeigen oft eine kindliche Überanpassung und leugnen ihre eigenen Bedürfnisse. Sie meiden offene Konflikte und schützen sich damit vor Anforderungen.
- Bulimiker leben ein „Scheinleben": nach außen leistungsfähig und freundlich, nach innen ausgehöhlt und unfähig, mit den Anforderungen des Lebens klarzukommen. Während das Bild in den Augen anderer vielfach positiv ist – sie merken ja meist nichts von der Erkrankung –, sind Betroffene innerlich in ihrem negativen Selbstbild verhaftet.

zwischen Furcht vor Eigenständigkeit auf der einen Seite und einer Sehnsucht nach dem bislang ungelebten, selbstbestimmten Leben auf der anderen Seite wird vorübergehend durch die Essstörung entschärft. Wer jedoch seine Krankheit überwinden will, muss sich auf unangenehme Gefühle in puncto Veränderung einlassen und seine innere Unruhe akzeptieren. Auch kleine Schritte setzen neue Lernprozesse in Gang. Das betrifft sowohl den Umgang mit Gefühlen als auch das (Wieder-)Erlernen gesunder Essgewohnheiten. Betroffene sollten schrittweise üben, ihre Bedürfnisse anzumelden und ihre Rechte wahrzunehmen. Eine gute Chance, die Essstörung langfristig zu besiegen.

### Vom Umgang mit Gefühlen

Ein wichtiger Meilenstein auf dem Weg ins gesunde Leben ist, emotional zu lernen: Üben Sie, ihre Gefühle auszuhalten und angemessen zu bewältigen, etwa durch ein offenes Gespräch mit einer Person, die bei Ihnen mit ihrem Verhalten entsprechende Empfindungen ausgelöst hat. So werden Sie langfristig mutiger, es fällt Ihnen leichter, über sich selbst zu sprechen. Das Risiko von anderen missverstanden zu werden, nimmt ab. Diese Verhaltensweisen helfen, die Angst vor Zurückweisung in Partnerschaft und Familie Schritt für Schritt abzubauen und auf Dauer ein zufriedenes und selbstbestimmtes Leben zu führen.

### Raus aus der Heimlichkeit

Viele Betroffene scheuen sich, mit Personen aus ihrem sozialen Umfeld über ihre Probleme mit Essen und Gewicht zu sprechen. Sie haben Schuldgefühle, wollen andere nicht belasten oder schämen

Sich neue Interessen und Hobbys zuzulegen, ist ein wichtiger Schritt aus der Erkrankung. Wie wäre es mit Aktivitäten wie Yoga, Tanzen, Malen oder politischem/kulturellem Engagement? Was macht dauerhaft „satt"? Was kann Ihr Leben nach der Essstörung ausfüllen?

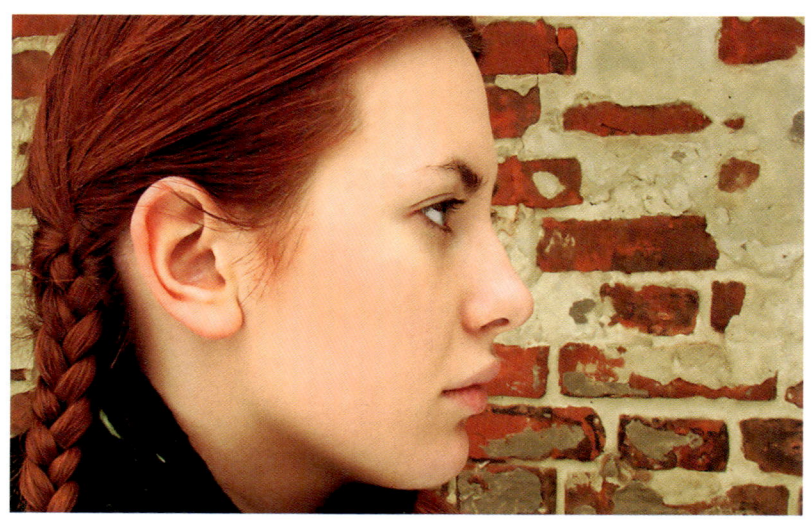

sich, befürchten sogar, diskriminiert zu werden. Deshalb werden Essstörungen verheimlicht.

Magersüchtige z. B. kaschieren ihren ausgezehrten Körper mit weiter Kleidung. Sie meiden gemeinsame Mahlzeiten, indem sie vorgeben, bereits mit Freunden gegessen zu haben. Notlügen sind Instrumente der Konfliktvermeidung und bringen die Zwiespältigkeit der Betroffenen zum Ausdruck: Sie wollen ihre eigenständige Leistung „Hungern" behalten und gleichzeitig die Angehörigen schonen.

Bei Menschen mit Bulimie ist Heimlichkeit ein besonderes Charakteristikum, das dazu benutzt wird, eine Bloßstellung seiner vermeintlichen Unzulänglichkeit zu vermeiden. Nach außen hin sind Betroffene oft sehr leistungsorientiert und körperlich „normal", sodass ihr Hilfeschrei nicht wahrgenommen wird. Sie gehen über ihre Leistungsgrenzen hinaus und bemühen sich außergewöhnlich stark um Anerkennung durch andere.

Am Ende eines arbeitsreichen Tags kompensieren sie ihre Anspannung durch Essattacken und Erbrechen. In ihrer Erschöpfung erlauben sie sich eine bislang verbotene Entspannung. Dieser Lebensstil verstärkt Selbstzweifel und Minderwertigkeitsgefühle. Das Selbstwertgefühl sinkt. Mit fortschreitender Erkrankung wächst der Leidensdruck, aber auch die Motivation, etwas daran zu ändern.

Ein erster wichtiger Schritt in Richtung Veränderung ist das Bekenntnis zur Krankheit. Der Prozess, sich seine Essstörung bewusst zu machen, steht im

Vordergrund und kann durchaus unangenehm sein. Es hilft, sich klarzumachen, auf welche Stärken, Fähigkeiten und stabilen Beziehungen man zurückgreifen kann. Meist hat es auch eine befreiende Wirkung, mit Menschen zu sprechen, die ähnliche Erfahrungen gemacht haben, etwa in einer Selbsthilfegruppe. Nach der ersten Erleichterung – „Ich bin mit meinem unnormalen Verhalten nicht allein auf dieser Welt" – lässt die Euphorie jedoch oft schnell wieder nach. Dieser Schritt allein reicht nur selten zur Gesundung. Die meisten Betroffenen brauchen intensive fachliche Unterstützung, um ihre Probleme aktiv bearbeiten zu können. Durch Reden über sich selbst erfahren sie, wonach sie wirklich „hungern". Sie lernen sich besser kennen und entwickeln mehr Selbstvertrauen. Wenn sich essgestörte Menschen endlich öffnen, gleicht dies einem Schleusentor, das unter zu großem Druck aufbricht.

## Führen Sie Tagebuch

Zur Entwicklung eines gesunden Essverhaltens sind Aufzeichnungen über eigene Essgewohnheiten äußerst hilfreich. Bulimiker kommen ihren Essattacken eher auf die Spur, Magersüchtige lernen, sich mit der Realität des Zu-wenig-Essens auseinanderzusetzen. Ins Esstagebuch gehört alles, was Sie essen und trinken, mit jeweiliger Situation und Uhrzeit. Lebensmittel und Getränke sollten nach Möglichkeit mit Mengenangaben versehen werden. Auch was in direkter Verbindung mit dem Essen steht, etwa Aktivitäten, begleitende Gedanken und Gefühle (Kontext), gehört aufs Papier. Aufgenommen werden sollten außerdem Bonbons und Kaugummis (mit und ohne Zucker), die Sie zwischendurch essen.

Notieren Sie sich zudem folgende Überlegungen: Welches Bedürfnis hat mein Körper signalisiert, und was habe ich ihm tatsächlich zugestanden? Gab es statt der Scheibe Brot mit Käse doch nur einen Joghurt? Vertreibe ich meinen Hunger mit zuckerfreien Bonbons und viel Wasser? Welche Lebensmittel bevorzuge ich: Light- oder fettarme Produkte aus dem Supermarkt oder Artikel aus Reformhaus und Naturkostladen?

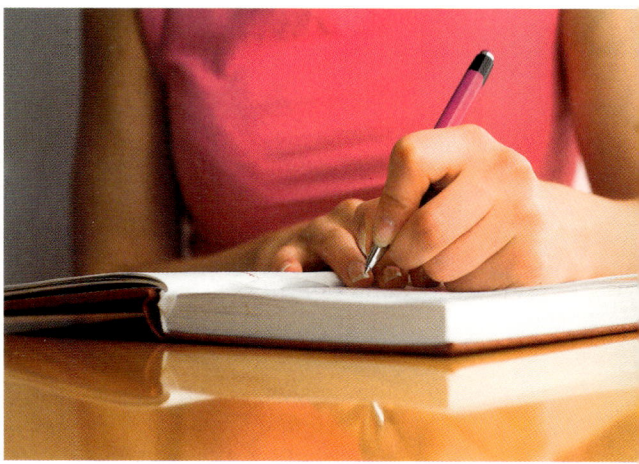

Hier geht es um eine ehrliche Selbstbeobachtung Ihrer Essgewohnheiten. Wo ernähren Sie sich gesund, und wo ist Ihre Versorgung gestört? In welchem Ausmaß fehlen Ihrem Körper Nährstoffe, die er braucht?

Sparen Sie auch gewichtsregulierende Maßnahmen wie Erbrechen (E), Abführmittel (A), Sport (S) oder andere Methoden nicht aus. Wenn Sie Ihre Hungerwahrnehmung mit Nichtessen beantworten, sollten Sie auch das notieren. Schreiben Sie beispielsweise „Hunger + Nichtessen" auf. Hinterfragen Sie auch, welche Funktion dieser Verzicht in der konkreten Situation erfüllt.

Das Tagebuch dient der Darstellung des IST-Zustands und kann zur Formulierung des SOLL-Zustands genutzt werden. Es kann

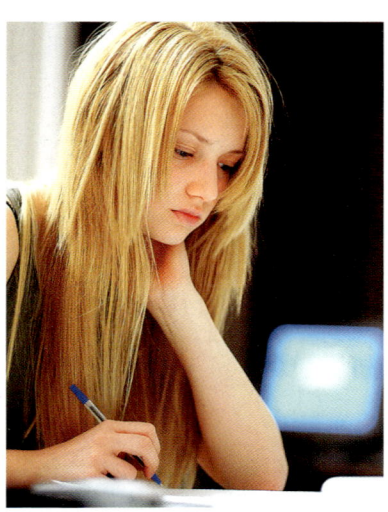

darüber hinaus Veränderungen im Essverhalten sichtbar machen und ist ein wichtiges Instrument in der Therapie. So ist es Ihnen möglich, Zusammenhänge zwischen Auslöser, problematischem Verhalten und Konsequenzen zu erkennen und schließlich konkrete alternative Verhaltensweisen zu entwickeln.

Mitunter hilft es, das Essen für den nächsten Tag vorauszuplanen und dies als Vorsatz (SOLL-Zustand) auf die linke Seite des Tagebuchs zu schreiben, während Sie am entsprechenden Tag reale Zeiten, Mengen und Qualitäten (IST-Zustand) auf der rechten Seite festhalten. Wie groß sind die Unterschiede zwischen beiden Seiten? Wie verändern sich diese Abweichungen im Laufe der Zeit?

Esstagebücher lassen sich auch mit speziellen Fragen verknüpfen.
- Wo und wann war die Essstörung aktiv?
- Wie bin ich damit umgegangen? Habe ich die Auseinandersetzung gewonnen, d. h., habe ich doch (mehr) gegessen? Oder habe ich den Kampf verloren, d. h. weniger oder gar nicht gegessen?

## Ihre Waage

„Die Waage ist mein größter Freund und zugleich mein ärgster Feind!" Vermutlich können auch

## So könnte Ihr Esstagebuch aussehen

**Datum:** 10. Januar

| Zeit | Nahrung/Getränke | Wo und mit wem | Kontext vorher | Kontext nachher | E/A/S |
|---|---|---|---|---|---|
| 07:15 | eine Scheibe Vollkorntoast mit Käse, zwei Tassen schwarzer Kaffee | Küche, allein | mehr darf es nicht sein, das muss genügen | gehe hungrig ins Büro | |
| 11:30 | ein Apfel, ein Joghurt | Schreibtisch, Kollegin saß neben mir | Hunger, nur gesunde Nahrung ist erlaubt | bin stolz auf meine Disziplin | |
| 14:00 | ein Teller Gemüsecremesuppe | Kantine, mit Kollegen | alles andere war viel zu fetthaltig | fühle mich trotzdem schlecht | |
| 16:30 | 50 Gramm Schokolade | Büro, allein | Belohnung für die Fertigstellung des Projekts | schlechtes Gewissen | |
| 19:15 | ein Salat mit Putenbrust, 400 Milliliter Apfelschorle | Restaurant, mit Freundin | Treffen mit Freundin, Enttäuschung über Unterhaltung (sie will über ihre Probleme reden) | gehe zum Sport, um die Kalorien wieder abzutrainieren | S |

Sie ein Lied davon singen. Jede Gewichtsreduktion ist für Menschen mit Essstörungen ein freudiges Ereignis, jede Zunahme löst Frust aus. Mehrmals täglich auf die Waage zu steigen, möglichst vorher noch schnell auf die Toilette zu gehen, um überflüssigen Ballast loszuwerden, das ist Stress pur. Die Waage bestimmt Ihre Laune? Bringen Sie sie an einen sicheren Ort und schützen Sie sich vor der Versuchung, ständig Ihr Gewicht zu prüfen.

Wenn Sie Ihr Körpergewicht erhöhen oder reduzieren wollen, wiegen Sie sich maximal zweimal wöchentlich unter gleichen Bedingungen. Veränderungen lassen sich auf einer Gewichtskurve abbilden. Sie sind bereits im gesunden Bereich, d. h. bei einem BMI zwischen 20 und 25 kg/m² angelangt? Dann reicht wöchentliches

Wiegen. Übrigens: Gewichtsschwankungen von ein bis zwei Kilogramm sind durchaus normal und primär durch Veränderungen im Wasserhaushalt bedingt.

# Sport bei Essstörungen

Die Frage, ob bei einer Essstörung Sport getrieben werden kann, soll oder darf, lässt sich nicht pauschal beantworten. Grundsätzlich gilt, dass Sport meist ein gutes Körpergefühl vermittelt, vorausgesetzt er wird wohl dosiert und im richtigen Rahmen ausgeübt. Leider ist gerade das bei Menschen mit Essstörungen häufig nicht der Fall. Vor allem Magersüchtige und Bulimiker nutzen bzw. missbrauchen Sport zur Gewichtsreduktion. Hier geht es weniger darum, Spaß und Freude zu haben oder ein gutes Körpergefühl zu bekommen. Essgestörte wollen durch extremes Sporttreiben „überflüssige" Kalorien loswerden oder sich für Verstöße gegen selbst auferlegte Regeln bestrafen. Mit stundenlangen Sit-ups, etwa nachts hinter verschlossener Tür, sollen vermeintliche Problemzonen „wegtrainiert" werden. Dieses Verhalten deutet auf eine ausgeprägte Körperwahrnehmungsstörung hin. Die meisten Essgestörten leiden darunter.

**Sport bei Magersucht**
Erst ab einem BMI über 18,5 ist ein moderates Training angebracht. Empfehlenswert sind „weichere" Sportarten, z. B. Tai-Chi, Qigong, Yoga, Bogenschießen, Golf, Tanzen und Reiten, also Sportarten, die Körperwahrnehmung und Konzentration fördern und bei denen Sie richtig abschalten können und müssen. Mannschaftssportarten sind hingegen eher für diejenigen förderlich, die Probleme haben, Kontakte zu knüpfen oder durch ihre Erkrankung viele Verbindungen abgebrochen haben.

Es ist besonders wichtig, die richtige Sportart und einen angemessenen Rahmen zu finden. Vorher sollte ein Check durch den Hausarzt erfolgen.

Bei der Wahl von Sportart und Trainingsdauer ist entscheidend, dass das Gewicht weiterhin im Normalgewichtsbereich bleibt bzw. kontinuierlich ansteigt. Ab einem BMI von 17 kann bei konstanter Gewichtszunahme von 500 Gramm pro Woche mäßig Sport getrieben werden, insgesamt jedoch nicht mehr als eine Stunde pro Woche, am besten auf zwei oder drei Termine verteilt.

### Sport bei Bulimie

Genau wie bei der Magersucht darf ein regelmäßiges Training erst ab einem BMI von 18,5 aufgenommen werden. Dabei sind drei Termine in der Woche durchaus ausreichend, um einen positiven Effekt auf das gestörte Körpergefühl zu erzielen. Die gewählten Sportarten sollten Spaß machen und auf keinen Fall in eine Wettkampfsituation führen.

Teamsportarten können auch hier der sozialen Isolation entgegenwirken.

Auf keinen Fall darf das Training nach einem bulimischen Anfall erfolgen, da es sonst zu lebensbedrohlichen Elektrolytverlusten kommen kann. Zudem rücken damit Aspekte wie „Bestrafung" und Gewichtsregulierung in den Vordergrund und nicht das gewünschte Ziel, ein neues wohliges Körpergefühl zu bekommen.

### Sport bei einer Binge-Eating-Störung

Esssüchtige sind in der Regel auch übergewichtig. Nicht gerade leicht, sich für ein regelmäßiges Training zu begeistern.

Günstig sind alle Sportarten, die gelenkschonend sind, etwa Schwimmen, Aquagymnastik, Aquajogging, Radfahren, Nordic Walking und Yoga. Oberstes Ziel:

Elektrolyte sind lebensnotwendige Salze und Basen, die im Körper u. a. für nervale und muskuläre Funktionen, z. B. den Herzschlag, zuständig sind. Sie sind überwiegend in Mineralwasser, Gemüse und Obst enthalten.

### Sabine, 44, magersüchtig

„Sowohl vor einer Mahlzeit als auch danach hatte ich den starken Drang, mich zu bewegen. Ich fuhr 15 Kilometer mit dem Fahrrad zur Arbeit, bei jedem Wetter, nach der Arbeit wieder zurück. Nach dem Mittagessen musste ich dann wieder los und joggte erst einmal zehn Kilometer. Abendessen habe ich mir nur genehmigt, wenn ich noch mit dem Hund fünf Kilometer gegangen war.
Ich hatte ständig Panik vor dem Essen, habe jede Einladung abgesagt. Meine Familie hat mich kaum noch gesehen, da ich immer Sport trieb, bis zur Erschöpfung. Nachts konnte ich nicht mehr schlafen und am Tag war ich meinen Mitmenschen gegenüber extrem aggressiv. Ich habe mich gar nicht mehr gespürt."

„Mit meinem Übergewicht traute ich mich nirgends mehr hin. Mein Arzt sagte mir ständig, dass ich abnehmen und Sport treiben müsse. Jedes Mal ging ich mit Tränen wieder nach Hause und verkroch mich erst einmal mit einer Tafel Schokolade. Was wusste der schon von meinen Sorgen? Ich war ja schon froh, die Treppen zu meiner Wohnung im dritten Stock hochzukommen. Wie sollte ich das denn nur machen, mich mehr bewegen? Allein traute ich mich sowieso nicht.

Schwimmen war ich schon seit 20 Jahren nicht mehr, ich habe mich einfach furchtbar geschämt. Erst als ich mich einer Gruppe für Übergewichtige anschloss, wuchsen mein Mut und mein Selbstvertrauen. Toll war, dass auch die Trainerin einige Pfunde zu viel hatte, aber trotzdem supersportlich und voller Energie war. Die konnte uns alle richtig mitreißen.

Heute traue ich mich wieder ins Schwimmbad und treibe regelmäßig und mit Freude Sport. So halte ich zumindest mein Gewicht – und ich habe seitdem kaum noch Essanfälle. Ich fühle mich viel wohler."

Viele Übergewichtige haben kein gesundes Verhältnis zu ihrem Körper. Regelmäßiges Training, mindestens dreimal pro Woche, verbessert die Stoffwechsellage und trägt dazu bei, dass die Pfunde langsam schwinden.

Der Sport soll Spaß machen und regelmäßig durchgeführt werden. Spezielle Gruppen für Übergewichtige sind von Vorteil. Die Gemeinschaft mit Gleichgesinnten stärkt das Selbstwertgefühl. So lassen sich eher Erfolge verbuchen.

Übrigens: Auch Menschen mit ein paar Kilos zu viel auf den Rippen können gelenkig und sportlich sein. Das am eigenen Leib zu erfahren, macht glücklich und kann Frustsituationen und Essanfällen vorbeugen.

# Was Sie als Angehöriger oder Freund tun können

Für Angehörige, z. B. Eltern oder Partner, ist das Miterleben der Essstörung eine schwere Belastung. Sie werden von Schuldgefühlen und Selbstvorwürfen geplagt, die sie jedoch meist nicht offen ausdrücken, um den Betroffenen nicht zusätzlich zu belasten. Oft machen es essgestörte Menschen ihrer Umgebung auch nicht gerade leicht, ihnen zu helfen. Ein wesentliches Merkmal der Erkrankung ist – wie schon erwähnt – die Heimlichkeit. Viele sind zu regelrechten Meistern im Vertuschen ihrer Sucht geworden, sodass selbst Eltern oder Partner, vor allem bei Bulimie, jahrelang nichts bemerken. Wenn Angehörige oder Freunde doch einen Verdacht hegen, ist es oft schwer, den richtigen Weg zu finden, ihn auszusprechen. Wer sich schließlich traut, stößt häufig erst einmal auf Ablehnung.

Essstörungen sind, wie schon mehrfach erwähnt, ernsthafte und teilweise schwer zu behandelnde Erkrankungen, die eine intensive psychotherapeutische und medizinische Betreuung erforderlich machen. Da die Krankheit im Zusammenhang mit familiären und sozialen Konflikten entsteht, ist eine begleitende Unterstützung durch Angehörige und Freunde auf dem Weg der Gesundung ausgesprochen wichtig. Vertrauen Sie in die Fähigkeiten der betroffenen Person, wieder gesund zu werden, und helfen Sie ihr, die Essstörung aus dem Zentrum des Geschehens zu nehmen. Es hilft, positive Rückmeldungen zu geben: „Schön, dass wir in Ruhe darüber reden konnten." So bauen essgestörte Menschen wieder Vertrauen in ihre eigene Tüchtigkeit auf und werden in der Einschätzung ihrer Handlungsmöglichkeiten zuversichtlicher.

Berichten Sie über eigene positive Erfahrungen im Umgang mit Lebensanforderungen. Zeigen Sie sich als „bewältigendes" Vorbild, aber nicht als Lehrmeister. Durch Miterleben, wie andere Menschen mit täglichen Herausforderungen umgehen, erweitern Betroffene ihr Repertoire in Sachen Lebenserfahrung und lernen, ihre Angst vor schwierigen Situationen abzubauen.

## Konkrete Hilfe

Wenn Sie vermuten, dass jemand, der Ihnen nahesteht, an einer Essstörung leidet, sollten Sie mutig sein und mit ihm darüber sprechen. Achten Sie darauf, Ihre Beobachtungen möglichst sachlich vorzubringen und Ihre Besorgnis zu äußern.

In der Familie wird eine offene Aussprache oft als Erleichterung erlebt, weil das Versteckspiel endlich ein Ende hat.

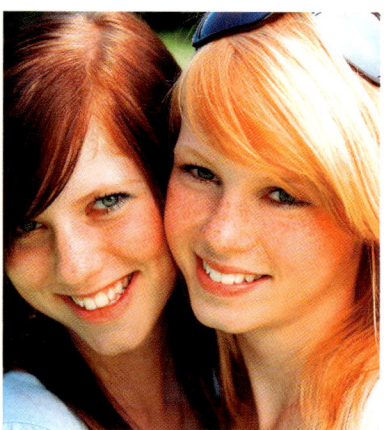

Bleiben Sie in Kontakt zum Betroffenen. Zeigen Sie Ihre Liebe und Zuneigung. Es braucht viel Geduld und Kraft auf dem Weg zur Gesundung. Auch Sie werden von dieser Erfahrung profitieren und sind für künftige Stresssituationen besser gerüstet!

## Wichtige Fragen

Als Angehöriger sollten Sie wissen, welche Auswirkungen ein ge-
störtes Essverhalten auf Körper und Psyche hat. So lassen sich
mögliche Irritationen über das Verhalten der Betroffenen aufklären.
Informieren Sie sich umfassend, um die Krankheit und ihre Folgen
möglichst gut verstehen zu können. Folgende Fragen helfen weiter:
• Was genau verbirgt sich hinter der Essstörung?
• Welche Funktion hat die Essstörung für den Betroffenen?
• Welche Rolle spielt die Essstörung innerhalb des Familiensystems?
• Was will die betroffene Person gegenüber ihrem sozialen Umfeld ausdrücken?

Warten Sie nicht, bis die betroffene Person auf Sie zukommt und
sich offenbart. Zeigen Sie Verständnis für die seelische Notlage
und vermeiden Sie, von „Schlank-
heitsticks" oder „Spinnereien" zu
sprechen. Suchen Sie immer wieder das Gespräch mit dem essgestörten Familienmitglied, um Ihrerseits die Chance zu haben,
dass Ihre Sorge ernst genommen
wird.

Vielleicht stoßen Sie zunächst auf
Abwehr, und der Betroffene be-
streitet seine Erkrankung. Das
kann Zeichen einer (noch) fehlen-
den Krankheitseinsicht sein, wie
sie bei essgestörten Personen
häufig vorkommt.

Auch wenn nach außen zunächst
eine Abwehrhaltung gezeigt wird,
kann im Innern der Person etwas in Gang gesetzt werden,
was langfristig bedeutsam ist.
Hilfreich ist in vielen Fällen, wenn
unterschiedliche Bezugspersonen
zu verschiedenen Zeitpunkten ih-

re Besorgnis äußern. Dann näm-
lich wird sich der Betroffene
folgende Frage stellen: Können
sich mehrere Personen gleichermaßen täuschen?

Der Leidensdruck der Betroffenen
schwankt, und oft ist es nicht
leicht, den richtigen Zeitpunkt für
eine Aussprache zu finden. Versuchen Sie es trotzdem. Entsprechende Gespräche sollten behut-
sam und sensibel geführt werden. Machen Sie keine Vorwürfe
und setzen Sie niemanden unter
Druck. Oftmals spielen Menschen
mit Essstörungen ihr Problem
herunter, da sie sich schämen. Daher ist es wichtig, aufrichtiges Interesse zu zeigen und in gewissen
Zeitabständen das Gespräch zu
suchen. Natürlich ist eine geduldi-
ge Grundhaltung für Angehörige
nicht immer leicht, insbesondere
wenn die Essstörung stark ausgeprägt ist. Bleiben Sie trotzdem so
gelassen wie möglich.

**Unverzichtbar: Vertrauensbasis**

Um Unterstützung anbieten zu können, müssen Sie erst eine Vertrauensebene aufbauen. Sorgen Sie für eine ruhige, entspannte und vor allem ungestörte Atmosphäre. Fragen Sie die betreffende Person, wie es ihr geht. Das ist sinnvoller, als sofort über Essen und Gewicht zu sprechen. Erzählen Sie von sich. Welche Beobachtungen haben Sie gemacht, was bereitet Ihnen Sorgen? Vermeiden Sie autoritäres und belehrendes Verhalten – also bitte kein erhobener Zeigefinger, kein Wutausbruch, keine Schuldzuweisungen.

Sind Ihre Befürchtungen berechtigt, dann ermuntern Sie die betroffene Person, professionelle Hilfe, etwa in speziellen Therapieeinrichtungen, in Anspruch zu nehmen. Auch für die Angehörigen selbst ist es wichtig, sich Hilfe in einer Beratungsstelle zu holen.

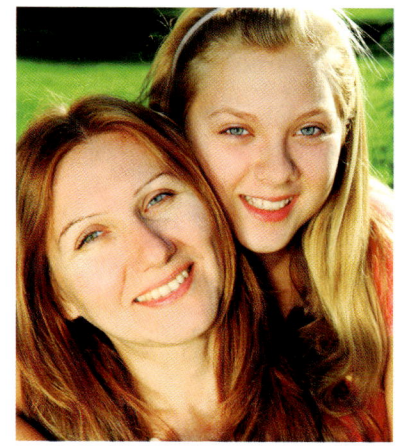

In Deutschland gibt es entsprechende Selbsthilfe- oder angeleitete Angehörigengruppen, die über die BzgA (Bundeszentrale für gesundheitliche Aufklärung) oder das Gesundheitsamt vor Ort zu erfahren sind.

**Essverhalten**

Wenn Sie mit einem essgestörten Menschen zusammenleben oder

## Tipps für das Gespräch

- Sorgen Sie für eine ruhige und ungestörte Gesprächssituation.
- Schaffen Sie eine gemeinsame Vertrauensbasis. Bringen Sie erlebte Problemsituationen ins Spiel, die gemeinsam gemeistert wurden, und geben Sie als Angehöriger einen Vertrauensvorschuss, indem Sie an die Gesundung des Betroffenen glauben („Du wirst es schaffen, dich von deiner Magersucht zu befreien").
- Sprechen Sie Ihre Vermutungen und Sorgen sachlich an.
- Reagieren Sie nicht mit Vorwürfen, sondern bleiben Sie stets geduldig, interessiert und aufmerksam.
- Bieten Sie Ihre Hilfe an, ohne die betroffene Person zu überfordern.

Das A und O eines erfolgreichen Gesprächs: Bleiben Sie geduldig und sprechen Sie alle Vermutungen sachlich und ohne unterschwellige Vorwürfe an.

regelmäßig mit ihm in Kontakt stehen, sollten Sie ein paar Dinge bedenken, die den Weg aus der Essstörung erleichtern können. Natürlich reagieren nicht alle Betroffenen gleich. Durch umsichtiges und liebevolles Verhalten können Sie auf jeden Fall eine hilfreiche Stütze sein.

Ihr eigenes Essverhalten ist ein wichtiger Faktor. Leben Sie selbst Freude am Essen vor, indem Sie sich ausgewogen und gesund ernähren (siehe Seite 112 ff.). Gestalten Sie gemeinsame Mahlzeiten als gemütliches Beisammensein und vermeiden Sie Konfliktthemen bei Tisch. Lockeres Plaudern über „kleine" erfreuliche Tagesereignisse sorgt für eine angenehme Atmosphäre. Überlegen Sie während des Essens gemeinsam, welche Unternehmungen im Anschluss allen Spaß machen könnten.

Üben Sie während einer Mahlzeit auf keinen Fall Kritik am Essverhalten. Bieten Sie nur die Speisen an, die für den Betroffenen „machbar" sind. Essgestörte Personen haben Ihre Nahrungsmittelauswahl und Zubereitungsweisen zwischenzeitlich erheblich verändert. Drastische Korrekturen bringen daher wenig. Gehen Sie lieber in kleinen Schritten vor und erkennen Sie auch kleine Veränderungen an. Es macht häufig Sinn, zunächst langsam die Portionen zu vergrößern und erst dann die Nahrungsmittelpalette zu erweitern. Vorsicht vor Überforderung! Machen Sie Angebote und nehmen Sie Zurückweisungen nicht persönlich.

## Konflikte mit der Mutter

Häufig ist innerhalb der Familie die Mutter für Nahrungsauswahl und -zubereitung zuständig. Sie ist für das betroffene Familienmitglied Zentrum des Konflikts. Eine vorübergehende Essbegleitung durch ein „neutrales" Familienmitglied, etwa Oma oder Vater, kann daher ausgesprochen hilfreich sein. Die Spannung zwischen Mutter und Kind lässt nach.

### Vieles läuft gut
Alles dreht sich um das kranke Familienmitglied. Dabei wird schnell vergessen, dass einige Bereiche trotz allem gut funktionieren. Eine zufriedenstellende Leistung in Schule oder Beruf ist durchaus Anerkennung wert. Stellen Sie die Fähigkeiten und Stärken ihres erkrankten Angehörigen in den Mittelpunkt. Loben Sie sein kreatives Hobby oder sein besonderes Interesse! Zeigen Sie Ihre Zuneigung durch Gesten, ohne dabei aufdringlich und unnatürlich zu wirken. Legen Sie ihm z. B. liebevoll Ihre Hand auf die Schulter.

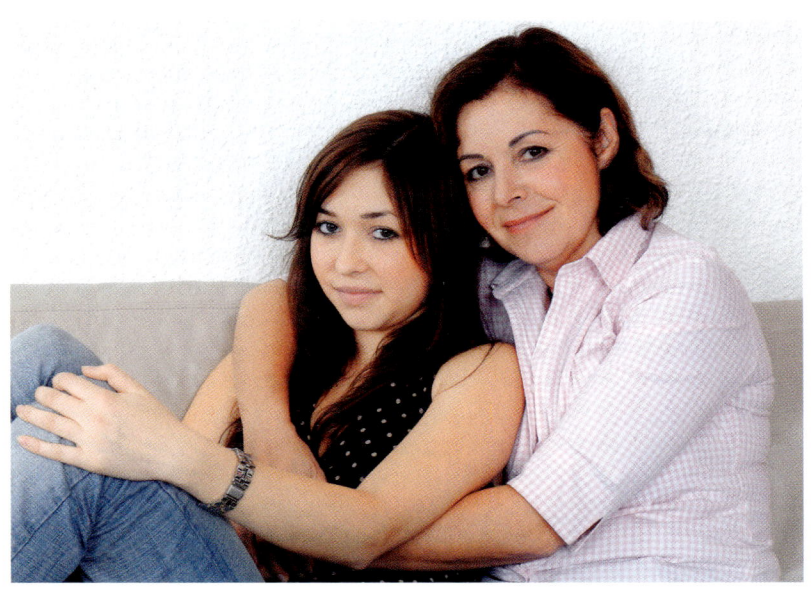

**Der Hunger hinter dem Hunger**

Es gilt, den wirklichen „Hunger" hinter der Essstörung zu erkennen. Betroffene haben meist ein intensives Bedürfnis nach innigen und stabilen Beziehungen. Sie sind schnell frustriert, wenn andere Probleme damit haben, sich in ihre Gefühlswelt hineinzuversetzen. Außerdem reagieren sie sehr sensibel auf die Wünsche anderer. Gehen Sie auf die Bedürfnisse der betroffenen Person ein, machen Sie ihr Mut und unterstützen Sie sie auf dem Weg in ein Leben ohne Essstörung. Vermitteln Sie Selbstvertrauen und das Gefühl, dass sie sich Ihnen gegenüber öffnen kann. Respektieren Sie ihre Emotionen und leben Sie ihr vor, wie sich Konflikte konstruktiv lösen lassen.

Um Konflikte innerhalb der Familie anzugehen, eignet sich das Verfahren der regelmäßigen „Familienkonferenz" nach dem Psychologen Thomas Gordon. Dabei treffen sich alle Familienmitglieder zu einem wöchentlichen Termin von ca. 60 bis 90 Minuten und tragen ihre Wünsche vor. Diese werden ausgehandelt und erprobt. Über Gelingen oder Misslingen der Lösungsideen wird in der darauffolgenden „Konferenz" diskutiert. Weitere Veränderungsschritte werden festgelegt. Dieser Prozess kann über Monate gehen und das Zusammenleben positiv bestimmen.

**Ablösung von den Eltern**

Ablösung bedeutet Verzicht auf Sicherheit und Mut zu neuen Bindungen. Hinterfragen Sie, wie der

Bleiben Sie sich selbst gegenüber ehrlich: Nur wer eigene Schwächen zugibt, statt dauernd „den Starken zu markieren", hilft langfristig auch dem betroffenen Angehörigen. Dieser lernt, seine durch Perfektionismus bedingten, inneren Anspannungen abzubauen.

Ablösungsprozess des betroffenen Angehörigen verläuft bzw. verlaufen ist. Ist/war die Beziehung in der Familie sehr eng, vielleicht zu eng? Verläuft/verlief die Abnabelung vom Elternhaus heftig und schmerzhaft?

Übrigens: Die äußere Ablösung von den Eltern entspricht nicht zwangsläufig einer inneren Unabhängigkeit. Bei der inneren Ablösung geht es um Erstellung eines eigenen Lebensentwurfs und darum, sich von der Anpassung an die Ratschläge der Eltern zu distanzieren, kurz gesagt: seinen Eltern als erwachsene Person zu begegnen und aus kindlichen Wünschen aussteigen. Wichtiges Merkmal einer reifen und erwachsenen Beziehung ist der respekt-

volle Umgang mit Angehörigen, also sich gegenseitig zu achten. Damit können Betroffene zeigen, dass sie sich eigenständig und verantwortungsbewusst um ihre Belange kümmern.

**Im Gespräch bleiben**
Es ist für den Heilungsverlauf einer Essstörung von großer Bedeutung, das Gespräch mit dem Betroffenen zu suchen und auf ihn einzugehen. Ganz wichtig: Stellen Sie Fragen, statt Dinge zu unterstellen. Fragen Sie z. B. konkret, was der Betroffene essen möchte, statt von vornherein zu unterstellen, dass es sicher doch wieder nur ein Salat sein wird. Unterstützen Sie durch offene Fragen die Chance, eingefahrene Muster zu verändern.

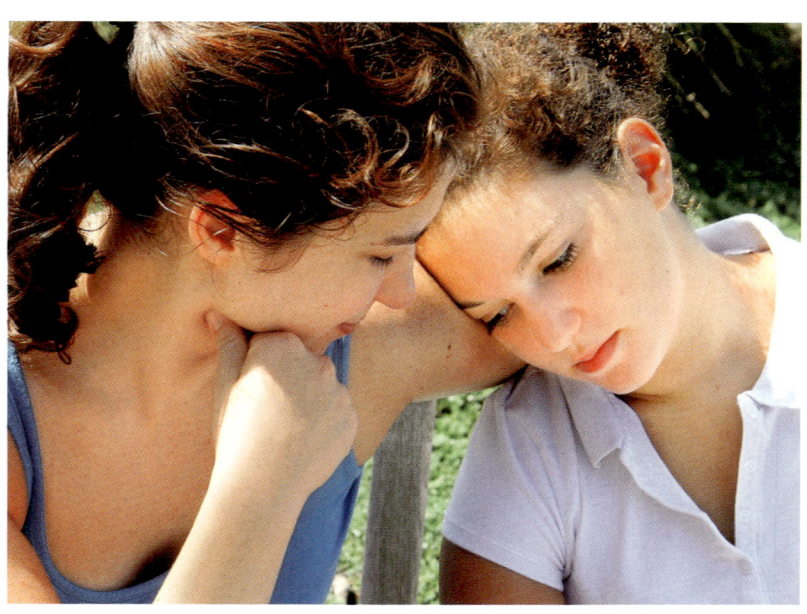

Auch wenn es häufig schwerfällt: Hören Sie zu, ohne zu bewerten. Beobachten Sie dabei auch Ihre eigene Körpersprache: Suchen Sie bewusst Blickkontakt? Haben Sie eine freundliche Grundhaltung? Und sollten Sie zu einem Punkt des Gesprächs nichts sagen können, dann teilen Sie dies ausdrücklich mit. Schweigen ohne Erläuterung ist mehrdeutig (Macht oder Ohnmacht?) und kann missverstanden werden.

Besonders heikel sind körperliche Berührungen. Fragen Sie daher um Erlaubnis, wenn Sie den betroffenen Angehörigen umarmen oder auch nur verständnisvoll seine Hand drücken wollen. Vergessen Sie nicht, dass Menschen mit Essstörungen überaus sensibel sind. Machtkämpfe sollten auf jeden Fall vermieden werden. Sie würden die Distanz zum Betroffenen nur vergrößern. Schließlich geht es auch nicht um Gewinnen oder Verlieren, sondern darum, Lösungen zu finden.

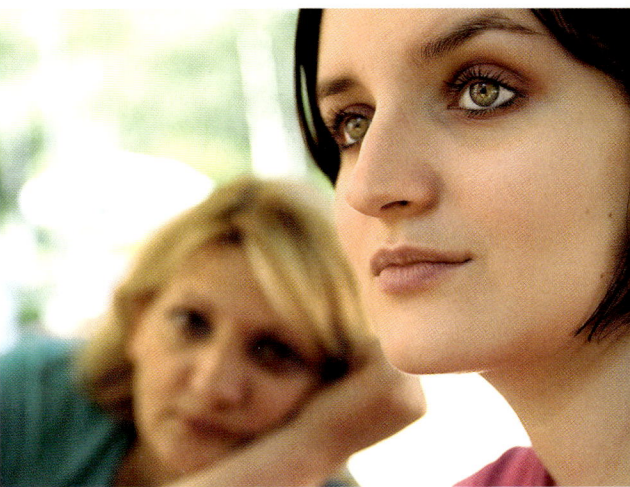

## Emotionale Unterstützung

Hat sich das Essverhalten normalisiert, können neue emotionale Probleme auftauchen, die bislang durch die Essstörung verdeckt waren. Das können Gefühle der Unzulänglichkeit, Versagensängste, Eindrücke des Zu-kurz-Kommens oder auch Fremdheitsgefühle in Bezug auf den eigenen Körper sein. Seien Sie Vorbild bei Gefühlen und Ausdrucksformen.

Sprechen Sie Ihre Empfindungen offen aus und beschreiben Sie, wodurch sie ausgelöst wurden und wie Sie letztendlich damit umgegangen sind.

## Respektvoller Umgang

Viele Auseinandersetzungen enden mit aggressiven oder destruktiven Entgleisungen. Ein respektvoller Umgang miteinander ist, vor allem bei Meinungsverschiedenheiten, eine schwierige Herausforderung für alle Beteiligten. Wenn ein Konflikt dennoch eskaliert, sollten Sie einen anderen Zeitpunkt für ein ruhiges, sachliches Gespräch wählen, bei dem Sie gemeinsam Lösungen für die Zukunft entwickeln können. Häufig stellt sich im Rückblick heraus, dass zu wenig kommuniziert wurde und zahlreiche Fehlinterpretationen an der Tagesordnung waren.

Positive Rückmeldungen stärken das Selbstwertgefühl und sollten einen hohen Stellenwert einnehmen. Ihre eigenen Wünsche dürfen dabei allerdings nicht auf der Strecke bleiben. Treffen Sie Abmachungen, die den Bedürfnissen beider Seiten gerecht werden.

## Hilfestellung für Angehörige

Sie möchten einem nahe stehenden Menschen mit einer Essstörung helfen? Dann sind zunächst einmal Sie selbst an der Reihe, sich ein paar Fragen zu stellen:

- Welche Einstellung haben Sie zu Ihrem Körper? Können Sie als Vorbild dienen? Oder stellen auch Sie sich täglich auf die Waage und befolgen sämtliche Diättipps diverser Magazine?
- Welche Werte werden in Ihrer Familie gelebt? Warum orientiert sich der Betroffene so sehr an propagierten Schlankheitsidealen? Gäbe es auch andere Ideale zur Identitätsbildung?
- Welche anderen Tugenden sind für den betreffenden Menschen wichtig? Wie steht es um Werte wie Moral, Gerechtigkeit, Solidarität, Mut, Toleranz, Zuverlässigkeit und Geduld?

Wenn Sie erkennen, dass in der Entwicklung des Betroffenen – möglicherweise Ihres eigenen Kindes – etwas falsch gelaufen ist, heißt es: Ruhe bewahren. Akzeptieren Sie Fehler als lehrreiche Erfahrung und suchen Sie nach Lösungen statt Rechtfertigungen.

Es ist wichtig, junge Menschen auf ihrem Weg in die Eigenständigkeit zu ermuntern und zu begleiten.

Schuldzuweisungen bringen niemanden weiter. Schlagen Sie stattdessen vor, wie Sie sich wieder annähern und respektvoll miteinander umgehen können und wollen. Erarbeiten Sie gemeinsame Rituale zur Versöhnung. Hilfreich ist, den Konflikt durch eine gemeinsame Vereinbarung („Regel") anzugehen. Angehörige können sich z. B. versprechen, zukünftig konkrete Fragen zu stellen, statt Dinge zu unterstellen. Grundsätzlich gilt: Bemühen Sie sich um einen freundlichen Umgang miteinander und vermeiden Sie jeglichen emotionalen Kontrollverlust, etwa Schreien, Schimpfwörter oder gar Gewalt.

Am besten beugen Sie Konflikten von vornherein vor, indem Sie etwa ironische Bemerkungen über das äußere Erscheinungsbild vermeiden. Respektieren Sie zudem die Privatsphäre des anderen. Das bedeutet, dass Tagebuch und andere private Dinge in jedem Fall tabu sind.

Als Angehöriger sind Ihre Sorgen durchaus berechtigt. Sprechen Sie diese Tatsache ruhig an und machen Sie Ihr Verantwortungsbewusstsein für das Wohlbefinden Ihres Gegenübers deutlich. Dadurch lernt die betroffene Person ihrerseits, verantwortlich mit sich selbst umzugehen.

## Was Sie auf keinen Fall tun sollten

Einige Verhaltensweisen sollten Sie als Angehöriger einer essgestörten Person unbedingt vermeiden. Kontraproduktiv ist etwa, wenn Sie selbst die ganze Zeit von Ihrem Gewicht sprechen, jede Modediät ausprobieren und die Waage Ihr bester Partner ist. Auch Folgendes ist wichtig:

- Setzen Sie Essen nicht zur Belohnung oder Bestrafung ein. Das heißt: keine Süßigkeiten für die Befolgung Ihrer Anweisungen, keine gestrichenen Mahlzeiten o. Ä. für eine schlechte Note.
- Zwingen Sie den Betroffenen nicht zum Verzehr bestimmter Nahrungsmittel. Mahlzeiten unter Druck bringen niemals den gewünschten Erfolg.

- Vermeiden Sie emotionale Drohungen („Wenn du mich lieben würdest, dann würdest du dich besser ernähren") ebenso wie Prophezeiungen („Wenn du so weitermachst, wirst du dich selbst umbringen").

## Im Sog der Essstörung

Verharmlosung („Schlankheitstick") und Vertuschung innerhalb der Familie werden als „co-abhängiges Verhalten" bezeichnet – ein Begriff aus der Suchtbehandlung. Er besagt, dass Angehörige sich nicht trauen, offen über die Wirklichkeit zu sprechen. Co-Abhängige richten ihr gesamtes Verhalten an der Erkrankung des Betroffenen aus. Sie haben selbst

Haben Sie als Angehöriger Verständnis dafür, dass der Betroffene sein Essverhalten nur langsam umstellt. Bleiben Sie geduldig!

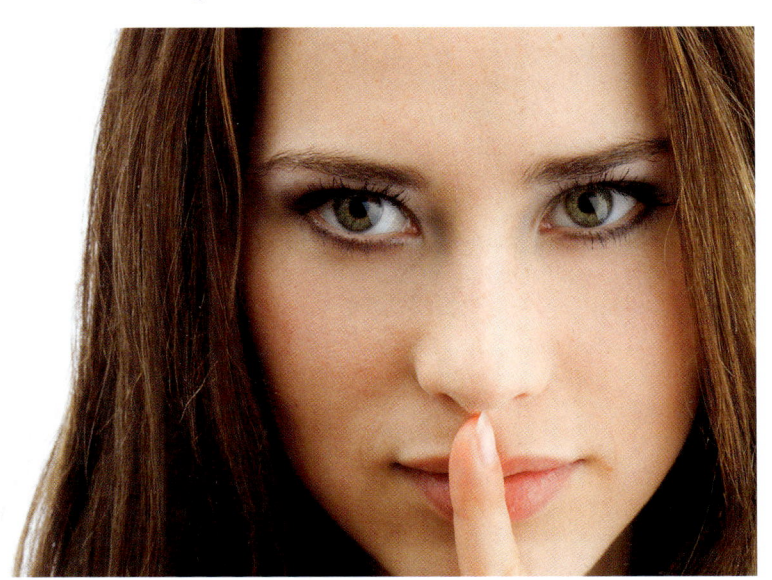

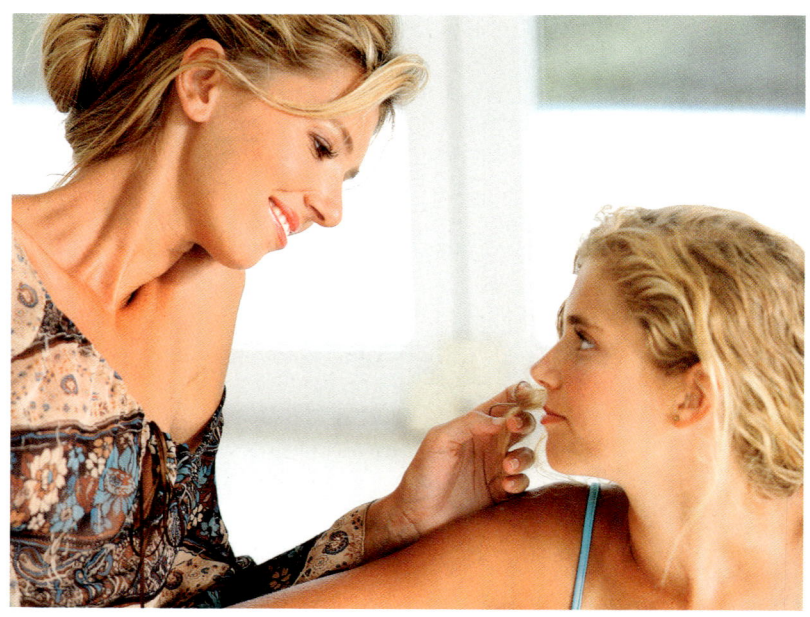

Co-abhängige Angehörige versuchen z. B., die Essstörung eines Familienmitglieds zu vertuschen. Denn sie legen sehr viel Wert auf die Meinung anderer.

ein niedriges Selbstwertgefühl und sind auf die Bestätigung von außen angewiesen. Eigene Gefühle treten in den Hintergrund, die Angehörigen sind fremdbestimmt und abhängig. Helfen wollen hat oberste Priorität. Dieser Konflikt wird zum „Eiertanz".

Das eigene Verhalten – Anpassung und Abhängigkeit – leitet sich aus der Beobachtung des Betroffenen ab. Innerfamiliäre Regeln verschärfen die Problematik. „Über Probleme spricht man nicht", „Gefühle zeigt man nicht", „Sei stark, gut, richtig, perfekt", „Wir wollen stolz auf dich sein" – solche oder ähnliche Grundsätze können Ursachen einer Co-Abhängigkeit sein.

**Co-Abhängigkeit auf einen Blick**
Folgende Merkmale gelten als typisch für eine Co-Abhängigkeit:
- extreme Außenorientierung: Was denken die anderen von mir?
- übertriebene Fürsorge: Märtyrerdasein
- Kontrolle: alle Versuche, das Unkontrollierbare zu kontrollieren, scheitern und führen zur Depression, weil Co-Abhängige sich als Versager fühlen
- Verlustangst und der Wunsch, gebraucht zu werden
- Unnachgiebigkeit und Rechthaberei: Co-Abhängige sind oft ängstlich und halten deshalb starr an ihrem Weltbild fest; daraus resultieren Rechthaberei und Selbstentfremdung

- dualistisches Denken: „alles oder nichts", „entweder – oder"

**Befreiung aus der Co-Abhängigkeit**

Nörgeln, Jammern und endloses Grübeln, wer woran Schuld hat, raubt jegliche Lebensenergie. Überprüfen Sie als Angehöriger Ihr eigenes Verhalten. Gibt es Anzeichen für eine Co-Abhängigkeit? Folgende Hinweise können Ihnen helfen, sich konstruktiv mit Ihrem Verhalten auseinanderzusetzen:

- Stärken Sie Ihre Selbstachtung durch positive Selbstgespräche und Aktivitäten.
- Setzen Sie zum Schutz vor Verletzungen äußere und innere Grenzen. Formulieren Sie Ihre Schranken im Umgang miteinander. Sagen Sie deutlich „Nein" zu Anforderungen von außen.
- Akzeptieren Sie die eigene Realität in Bezug auf Ihren Körper, Ihre Gedanken, Ihre Gefühle und Ihr Verhalten. Akzeptieren Sie eigene Grenzen und Schwächen.
- Erkennen Sie Ihre Bedürfnisse und Wünsche und übernehmen Sie Verantwortung für sich selbst.

Einige essgestörte Menschen befanden sich vor ihrer Erkrankung selbst in einer Co-Abhängigkeit. Im Zusammenleben mit einem alkoholabhängigen Vater haben sie z. B. früh gelernt, Rücksicht zu nehmen und sich der Situation anzupassen. Die Essstörung wird dann zur – weniger auffälligen – Sucht der nächsten Generation.

Als co-abhängiges Familienmitglied sollten Sie sich ebenfalls professionelle Unterstützung holen. Schließen Sie sich z. B. einer Angehörigengruppe an.

## Angehörigengruppen

Sich einer Angehörigengruppe anzuschließen, ist ein wichtiger Schritt auf dem Weg aus der Co-Abhängigkeit. Dort lassen sich wirksame Gesprächsformen erlernen, die das Familienklima langfristig verbessern. Angehörige eignen sich ähnliche Methoden der Problemlösung an wie die Betroffenen selbst. Das erleichtert den gemeinsamen Umgang und ermöglicht ein harmonischeres Miteinander. Die Gruppe unterstützt vor allem Eltern betroffener Jugendlicher darin, die Ablösung ihres Kindes und damit seine Eigenständigkeit und sein Selbstwertgefühl zu fördern.

Angehörigengruppen können angeleitet oder als Selbsthilfegruppen organisiert sein. Wo in Ihrer Nähe es entsprechende Einrichtungen gibt, erfahren Sie in der Therapieeinrichtung Ihres betroffenen Angehörigen oder beim zuständigen Gesundheitsamt.

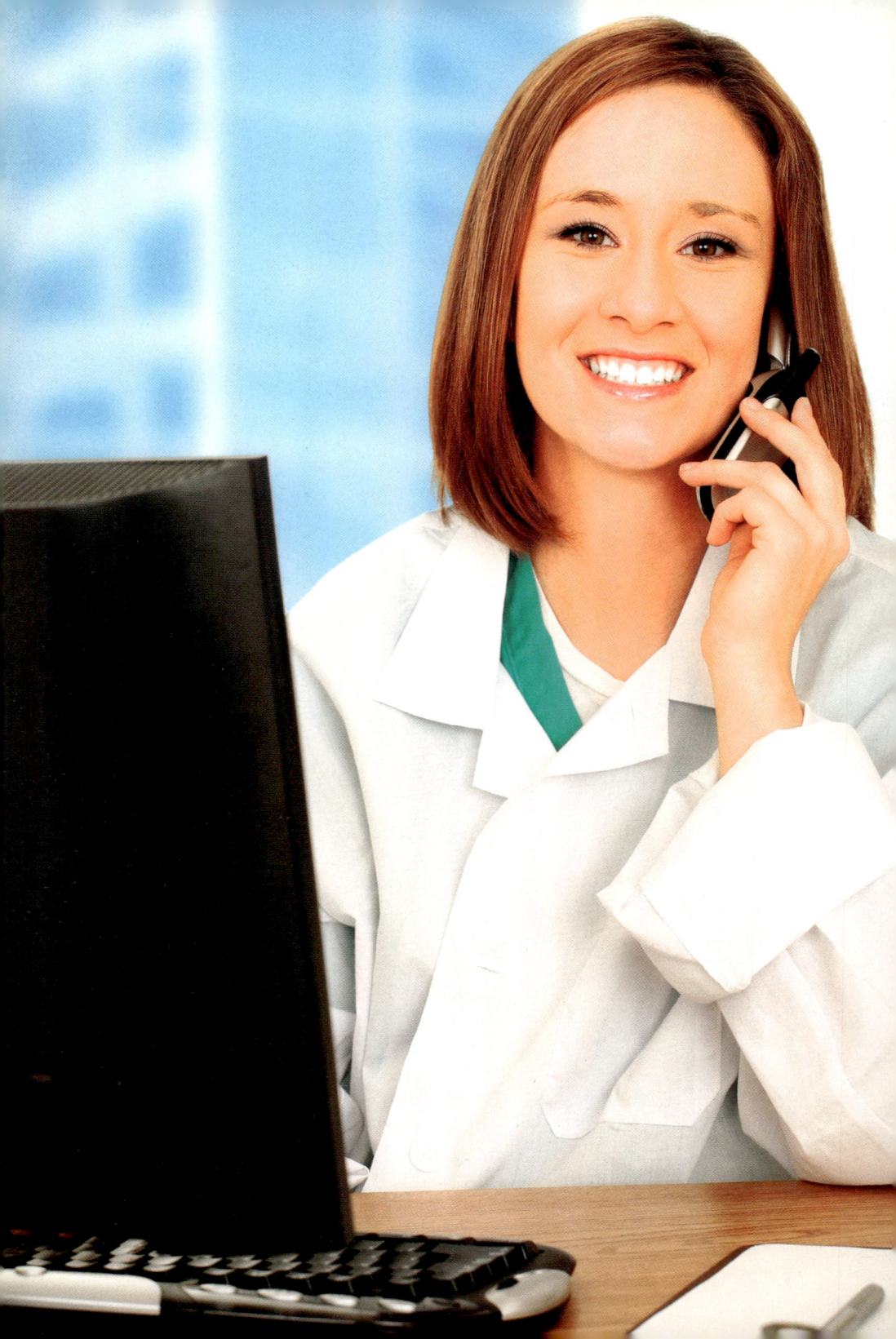

# Beratung und Therapie als Chance

**Die Seele von essgestörten Menschen leidet sehr, und auch die körperlichen Folgen sind schwerwiegend. Dennoch begeben sich die meisten Betroffenen nicht in Behandlung. Sie schämen sich, ihre Essstörung öffentlich zu machen, oder haben Angst, durch eine Therapie Kontrolle und Sicherheit zu verlieren. Eines ist jedoch sicher: Essstörungen heilen nur selten ohne fachliche Unterstützung. Betroffene, die den Schritt gewagt haben, berichten, dass ihnen die Behandlung neuen Lebensmut gebracht hat und dass ein Leben ohne Essstörung so viel bunter und lebendiger ist.**

## Lassen Sie sich helfen

Eine geeignete Alternative zur fachlichen Behandlung einer Essstörung gibt es nicht. Ohne Therapie ist ein langwieriger, unerfreulicher Krankheitsverlauf mit zunehmender sozialer Isolierung vorprogrammiert. Eine Essstörung ist eine psychische Erkrankung. Therapie der Wahl ist folglich eine Psychotherapie. Oft sind Magersucht und Bulimie aber auch mit schweren körperlichen Störungen verbunden. In diesen Fällen ist eine sorgfältige ärztliche Mitbehandlung notwendig.

Essgestörtes Verhalten wird durch verschiedene Faktoren ausgelöst und aufrechterhalten (siehe Seite 32 ff.). Es bietet sich daher an, verschiedene Behandlungsformen miteinander zu kombinieren. Therapeuten wählen aus unterschiedlichen (psycho-)therapeutischen Ansätzen diejenigen Elemente aus, die am besten geeignet erscheinen und fügen sie zu individuellen Programmen zusammen. Betroffene werden daher vielfältige Therapieformen erleben und mit unterschiedlichen Therapeuten, z. B. Ärz-

Folgender Gedanke verhindert leider oft, dass Hilfe in Anspruch genommen wird: „Nur ich allein kann die Essstörung überwinden, dazu brauche ich niemanden."

ten, Bewegungs-, Ernährungs- oder Psychotherapeuten zu tun haben. Die gute Abstimmung der behandelnden Personen ist dabei sehr wichtig. Besonders Erfolg versprechend ist, Patienten in sogenannte Therapienetzwerke einzubinden (siehe Seite 103 ff.). Sollte es in einem Bereich Probleme geben, fällt der Betroffene nicht durchs Netz, sondern wird durch andere beteiligte Behandlungseinrichtungen aufgefangen. In den letzten Jahren werden Beratung, Behandlung und Nachsorge zunehmend auch per Internet, im Rahmen von persönlichen Chats oder strukturierten Programmen, angeboten. Hier zeigen sich gute Ergebnisse (siehe Seite 110 f.).

# Beratungsstellen – ein erster Schritt

Beratungsstellen haben in Deutschland bei der Behandlung von Essstörungen einen besonderen Stellenwert. Mit zunehmender Ausbreitung von Essstörungserkrankungen in den 70er-Jahren waren es zunächst vor allem Suchtberatungsstellen, die betroffene Personengruppen behandelten. Später kamen Bera-

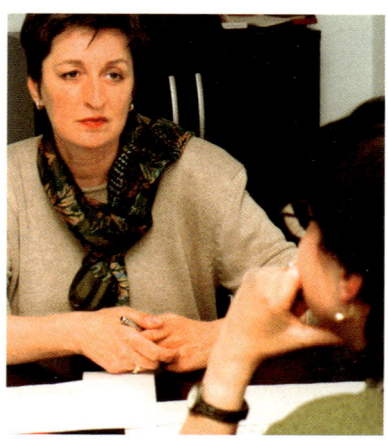

tungsangebote und Selbsthilfegruppen aus dem Bereich der Frauenbewegung hinzu. Auch heute noch gibt es Frauen- und Suchtberatungsstellen, die über ein hohes Fachwissen in der Beratung von essgestörten Patienten verfügen. Neben der Betreuung von Betroffenen, ihren Angehörigen und weiteren Personen aus dem näheren Umfeld machen gesundheitspolitisches Engagement und die Entwicklung von Präventionsangeboten einen wesentlichen Bestandteil der Arbeit von Beratungsstellen aus.

## Beratungsstellen finden

Leider sind die Möglichkeiten, spezialisierte Therapeuten oder Beratungsstellen zu finden, in vie-

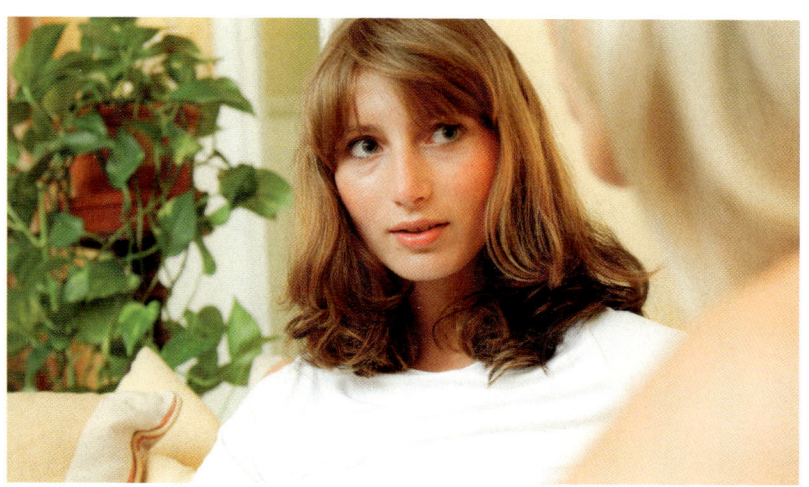

len Regionen Deutschlands noch sehr eingeschränkt. Lediglich Großstädte sind mit entsprechenden Einrichtungen gut versorgt. Gerade bei ihren ersten Kontakten brauchen Betroffene viel Ermutigung und fachkundigen Rat zu Behandlungsformen, die vorrangig sind. Jedem Hilfesuchenden kann daher nur ans Herz gelegt werden, lieber einen längeren Anfahrtsweg in Kauf zu nehmen, als sich in nicht spezialisierte Hände zu begeben.

Beratungsstellen sind über das Telefonbuch oder das Internet zu finden. Ob sie auf Essstörungen spezialisiert sind, erfährt man direkt vor Ort. Die großen Beratungsstellen sind im Bundesfachverband Essstörungen organisiert. Adressen aller Mitglieder finden Sie im Internet unter www.bundesfachverbandessstoerungen.de.

## Beratungsmöglich-keiten

Die meisten Facheinrichtungen bieten telefonische oder persönliche Beratungstermine an. In letzter Zeit erhält auch die Beratung per Internet einen immer größeren Stellenwert. Gerade die Anonymität im Netz macht es vielen Betroffenen deutlich leichter, schambesetzte Themen anzusprechen oder vermeintlich „dumme" Fragen zu stellen.

Beratungsstellen sind darauf eingestellt, sämtliche Fragen sorgfältig und genau zu beantworten. Aus einem Beratungsgespräch entsteht keinerlei Verpflichtung. Ob Sie also nach einem ersten Gespräch weiteren Kontakt wünschen, liegt ganz in Ihrem Ermessen.

Beratungsgespräche haben im Allgemeinen folgende Inhalte:

Wegen der von vielen Betroffenen gewünschten Anonymität werden Beratungsgespräche oft auch telefonisch oder im Internet durchgeführt.

**81**

Auch als An-
gehöriger können
Sie sich an eine
Beratungsstelle
wenden, wenn Sie
befürchten, dass
ein Familienmit-
glied an einer Ess-
störung leidet.

- Klärung der aktuellen Problem-
  situation
- Informationen über Ursachen,
  Erscheinungsformen und gesundheitliche Risiken von Essstörungen
- Auskunft zu ambulanten und
  stationären Behandlungsmög-
  lichkeiten
- Erarbeiten individueller Verän-
  derungsstrategien
- Vermittlung gesundheitlicher
  Dienste (Ernährungsberatung,
  psychotherapeutische Beratung, Fachkliniken etc.)
- Beratung bei Rückfällen
- Krisenintervention (Gesprächs-
  möglichkeit bei aktuellen persönlichen Krisen, meist auf zwei
  bis drei Termine begrenzt)
- Nachsorge im Anschluss an einen Klinikaufenthalt

Neben einmaligen Gesprächen
bieten Beratungsstellen auch die

Möglichkeit längerfristiger Bera-
tungszyklen an. Das ist besonders
für Betroffene geeignet, die für
spürbare Veränderungen und
Psychotherapie noch nicht bereit
sind. Im Laufe mehrerer Gespräche kann sich eine Vertrauensbasis bilden, die Motivation,
sich doch an Veränderungen he-
ranzuwagen, nimmt zu. An Beratungsstellen sind häufig gruppen-
therapeutische Angebote ange-
schlossen. Einige Einrichtungen
führen selbst psychotherapeutische Behandlungen durch und
bieten in Zusammenarbeit mit anderen Institutionen Ernährungsberatung und Körpertherapie an.

## Beratung für Angehörige

Viele Beratungsstellen haben spezielle Sprechstunden für Eltern,

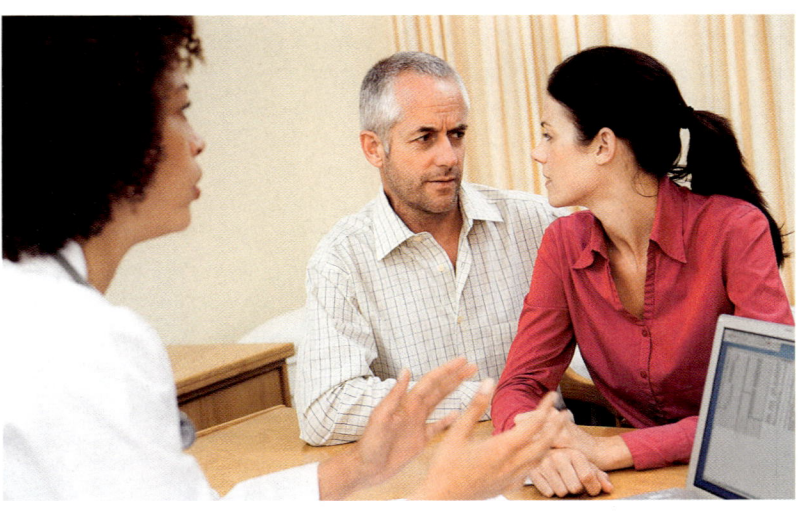

Familienmitglieder und Freunde. Aufseiten der Angehörigen besteht meist große Verzweiflung und Orientierungslosigkeit. Die Nachfrage nach Unterstützung ist demzufolge groß. Entsprechende Angebote helfen, Essstörungen zu verstehen und geben Hilfestellungen für den Umgang mit Betroffenen (siehe Seite 66 ff.).

# Therapieformen

Die Ursachen für eine Essstörung sind vielfältig. Folgen machen sich sowohl im psychischen als auch im körperlichen und sozialen Bereich bemerkbar. Daher hat sich international durchgesetzt, psychotherapeutische Behandlung anzubieten, die unterschiedliche Therapieformen miteinander vereint. Dieser länderübergreifende Standard einer Essstörungsbehandlung wird in Deutschland fast ausschließlich im stationären Bereich verwirklicht. Im ambulanten Bereich gibt es bislang nur einige wenige Modellprojekte, die nach diesem Prinzip arbeiten.

ne mit der Essstörung zusammenhängen. Auch familiäre Sorgen, schulische oder berufliche Probleme sowie Themen aus der Kindheit haben hier Platz.
Der Therapeut verschafft sich einen umfassenden Überblick über mögliche Ursachen der Essstörung und über die Gründe, weshalb sie weiterhin besteht. Besondere Aufmerksamkeit gilt Situationen des täglichen Lebens, die eine Verschlechterung der Symptomatik (Gewichtsabnahme, Erbrechen) auslösen, und der Frage, welche alternativen Möglichkeiten es gibt, diese zu meistern.

Erkundigen Sie sich bei einer spezialisierten Beratungsstelle, welcher Psychotherapeut sich mit der Behandlung von Essstörungen auskennt.

## Gesprächspsychotherapie

Unter einer Gesprächspsychotherapie versteht man, wie der Name schon vermuten lässt, das vertrauensvolle Gespräch mit einem Psychotherapeuten. Im Rahmen der Sitzungen können aktuelle Probleme besprochen werden, die im engeren oder weiteren Sin-

### Wer trägt die Kosten?

In Deutschland übernehmen Krankenkassen in der Regel nur die Kosten einer ambulanten Gesprächspsychotherapie beim niedergelassenen Therapeuten und die Behandlung körperlicher Folgen der Essstörung durch den Hausarzt.

Ein psychotherapeutisches Gespräch dauert zwischen 25 und 50 Minuten und findet ein- bis zweimal in der Woche statt.

Es ist wichtig, Ärger gar nicht erst entstehen zu lassen, sondern frühzeitig ein Gespür für eigene Grenzen zu entwickeln und Wege zu finden, seinen Mitmenschen freundlich, aber bestimmt die eigenen Wünsche mitzuteilen.

# Gruppenpsychotherapie

Menschen mit Essstörungen haben sich häufig von ihrem sozialen Umfeld zurückgezogen. Innerhalb bestehender Beziehungen lösen sie Konflikte fast ausschließlich über ihre Essstörung, durch Hungern oder Essanfälle.
Die Gruppenpsychotherapie ermöglicht neue soziale Kontakte. In Gruppen, deren Teilnehmer ausschließlich essgestörte Personen sind und keine Menschen mit anderweitigen Problemen, kann in kurzer Zeit eine besondere Vertrautheit und ein intensives Verständnis füreinander entwickelt werden. Durch den engen Kontakt kommt es zur Wiederholung von Verhaltensmustern oder Konfliktsituationen, die im häuslichen Rahmen mit Schwierigkeiten verbunden sind. Traut sich ein Gruppenmitglied beispielsweise nicht, seine Meinung zu äußern, kann der Therapeut direkt einhaken und die betreffende Person auffordern, ihr Durchsetzungsvermögen innerhalb des geschützten Rahmens auszuprobieren.
Ebenfalls Erfolg versprechend ist es, Konfliktsituationen in Rollenspielen nachzustellen. Durch die verschiedenen Charaktere innerhalb der Gruppe entwickeln sich

ganz unterschiedliche Lösungsansätze. Die Betroffenen erfahren, dass es nicht das eine „richtige" oder gar perfekte Verhalten gibt. Aus dem Kontakt mit anderen ergeben sich neue und vielfältige Perspektiven zur effektiven Problemlösung.

## Medizinische Therapie

Eine begleitende medizinische Therapie ist bei essgestörten Patienten unverzichtbar, da die gesundheitlichen Folgen meist gravierend sind. Daher sind bei allen Essstörungen regelmäßige Kontrollen des allgemeinen körperlichen Zustands, Blutuntersuchungen (Blutsalze, Leber- und Nierenfunktion) sowie Kontrollen der Herzfunktion angezeigt. Bei magersüchtigen Patienten sollte zudem eine Ultraschalluntersuchung des Herzens (Echokardiografie) in Erwägung gezogen werden.

Regelmäßiges Wiegen ermöglicht es, das Risiko der Erkrankung abzuschätzen und eine zu schnelle Wiederernährung zu vermeiden. Ein rascher, unkontrollierter Ernährungsaufbau kann gerade nach intensiven Hungerphasen zu schweren Komplikationen führen, die unter dem Begriff „Refeeding-Syndrom" zusammengefasst werden. Konkret kann es zu Wassereinlagerungen in den Bei-

nen und im Herzen kommen, was unter Umständen ein völliges Organversagen auslöst, eine lebensbedrohliche Situation.

Aus diesem Grund sind forcierte Gaben von Nährstoffen und Flüssigkeit durch Infusionen oder Magensonden äußerst kritisch zu bewerten. Dieses „Aufpäppeln" wird auf medizinischen Akutstationen leider immer noch sehr häufig durchgeführt. Ein professionelles Ernährungsmanagement mit einem langsamen Kostaufbau kann dagegen ein Refeeding-Syndrom erfolgreich verhindern oder frühzeitig behandelbar machen.

## Körpertherapie

Die meisten essgestörten Patienten nehmen ihren Körper stark verzerrt wahr, d. h., sie fühlen sich zu dick, obwohl sie längst weit un-

Eine gruppenpsychotherapeutische Sitzung dauert etwa 60 bis 90 Minuten. Die Größe der Gruppe variiert zwischen sechs und zehn Teilnehmern.

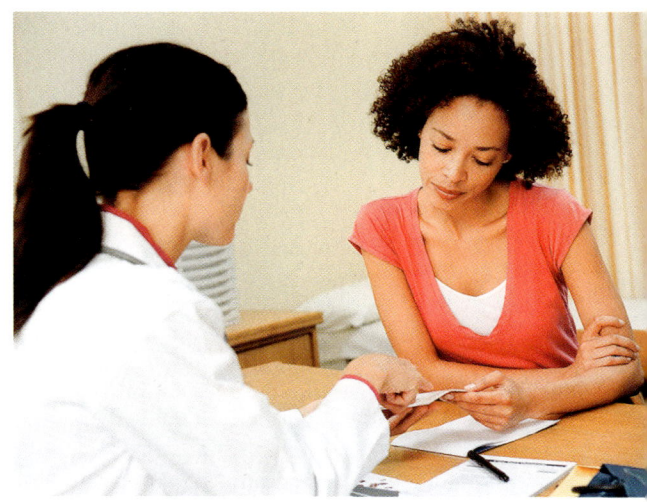

terhalb des Normalgewichts liegen. Die ausgesprochen negative
Meinung über den eigenen Körper reicht bis hin zu Hassge-
fühlen. Mit einer Körpertherapie
lässt sich die verminderte und
verzerrte Körperwahrnehmung,
eine sogenannte Körperschema-
störung, direkt behandeln.

Sie wird in Gruppen, aber auch
als Einzeltherapie angeboten. In
der Gruppentherapie geht es um
eine vorsichtige Annäherung an
das eigene Körpergefühl ebenso
wie um die Kontaktaufnahme mit
anderen (z. B. durch Massage mit
Igelbällen). Eine Konfrontation
mit den Unterschieden zwischen
realem und selbst wahrgenom-
menem Körperbild kann über Ab-
malen der eigenen Körpersilhou-
ette oder mithilfe von Videokon-
frontationsübungen, die meist in
Einzeltherapien eingesetzt werden, erfolgen. Bei letztgenannter
Methode macht der Therapeut eine Videoaufnahme des gesamten
Körpers, zunächst in Straßenklei-
dung, dann in Bikini bzw. Bade-
hose. Anschließend schauen sich
Patient und Therapeut gemeinsam das Video an. Der Patient soll
möglichst ohne Bewertung beschreiben, wie der eigene Körper
aussieht. Häufig wird Betroffenen
erst bei dieser Übung bewusst,
wie abgemagert sie tatsächlich
sind. Da dies zu sehr heftigen

## Erfahrungsbericht einer Betroffenen

„Zunächst fand ich die Körpertherapie irgendwie albern: Ich sollte Gegenstän-
de suchen, die ich gerne in der Hand halten möchte. Ich habe mir ein paar
Steine ausgesucht, und mir kamen plötzlich die Tränen, als ich sie in meiner
Hand spürte. Ich erinnerte mich an meine Zeit als Grundschülerin;
damals war ich gesund und in der Familie noch alles in Ordnung.

In den Folgestunden habe ich mich mit der Körpertherapeutin immer
wieder mit meinem Körper auseinandersetzen müssen, dem Körper,
den ich als so dick und abstoßend empfunden habe.

Zusammen mit der Therapeutin habe ich Stunde für Stunde meinen ganzen
Körper wieder neu kennengelernt. Das hat mich an meine Kindergartenzeit er-
innert und an angenehme Gefühle mit meinem Körper. Ich konnte mich im Laufe der Therapie immer mehr mit diesen positiveren Gedanken über mich und
meinen Körper anfreunden. Zuletzt habe ich die Körpertherapie ganz gerne ge-
mocht, obwohl es immer wieder anstrengend war, mit den vielen Gefühlen zurechtzukommen, die dadurch ausgelöst wurden."

Emotionen führen kann, darf eine solche Videokonfrontationsübung auf keinen Fall von ungeübten Personen durchgeführt werden.
Die Körpertherapie ist für viele Patienten sehr anstrengend, wird aber auch als sehr hilfreich empfunden. Schritt für Schritt lernen vor allem junge Frauen, ihren Körper wieder selbst zu akzeptieren, schöne Seiten an ihm wahrzunehmen und körperliche Veränderungen im Rahmen der Therapie zu akzeptieren.

## Heilung auf Rezept?

Eine medikamentöse Therapie gegen Essstörungen gibt es bislang nicht. Mit Medikamenten lassen sich allenfalls Symptome behandeln. Betroffene zeigen häufig depressive Anzeichen, Sie berichten vor allem von Stimmungsschwankungen und trauriger Verstimmtheit. Das verschwindet meist mit einer erfolgreichen Behandlung der Erkrankung. Zwar kommt es zu keiner schlagartigen Verbesserung, durch Abnahme der Essanfälle oder kontinuierliche Gewichtszunahme kann jedoch eine allmähliche Stimmungsaufbesserung erreicht werden. Antidepressiva sollten nur eingenommen werden, wenn schwere depressive Phasen auftreten.
Bei Magersüchtigen scheint die Wirkung von Psychopharmaka und Antidepressiva generell herabgesetzt zu sein. Vermutlich ist

### Neuroleptika

Bei magersüchtigen Patienten, die unter extremem Bewegungsdrang leiden, kann ein sogenanntes Neuroleptikum die Unruhe in akuten Phasen lindern. Wegen starker Nebenwirkungen sollte dieses Medikament jedoch nur im Notfall und auch nur kurzfristig eingesetzt werden.

der Hirnstoffwechsel durch den extremen Hungerzustand so verändert, dass er weniger auf diese Medikamente anspricht. Lediglich Antidepressiva, die den Serotoninstoffwechsel beeinflussen, können Effekte zeigen. Magersüchtige, die ihre Erkrankung überwunden und ein Normalgewicht erlangt haben, können durch Einnahme eines entsprechenden Medikaments möglichen Rückfällen vorbeugen. Bei Bulimiekranken kann so der Drang zu Essattacken vermindert werden.

## Ernährungsberatung/ Esstherapie

Die Ernährungsberatung ist für essgestörte Patienten ein wichtiger Therapiebaustein. Meist wissen Betroffene sehr gut über die Nahrungszusammensetzung ihrer Mahlzeiten Bescheid. Sie kön-

Serotonin ist ein wichtiges Hormon der Gefühls- und Hungerregulation.

Mehr Informationen zum Thema ausgewogene Ernährung finden Sie ab Seite 112.

nen mit Grammangaben aufzählen, wie viel Fett, wie viele Kohlenhydrate und wie viel Eiweiß sie gegessen haben. Gleichzeitig haben sie eine völlig verzerrte Vorstellung vom Kaloriengehalt „verbotener" Speisen, also von Nahrungsmitteln, die sie aus Angst vor Gewichtszunahme von ihrem Speiseplan gestrichen haben.

Wichtig ist, dass die Ernährungsberatung sehr individuell abläuft. Mahlzeit für Mahlzeit wird mit dem Patienten im Detail besprochen, welche konkreten Nahrungsmittel gegessen werden und ob einzelne Bestandteile der Mahlzeit gegen leichter verdauliche oder auch energiereichere Nahrungsmittel ausgetauscht werden können.

## Diät mit Folgen

Häufig wählen Betroffene eine extrem fettarme Diät, die vielfältige körperliche Schäden nach sich zieht. Ein gut funktionierender Stoffwechsel ist auf eine angemessene Zufuhr von Fetten angewiesen. Ziel der Ernährungsberatung ist es, mit dem Betroffenen Schritt für Schritt ein gesundes Essverhalten zu üben und absurde Vorstellungen von bestimmten Speisen („Fett macht fett") abzubauen.

(Tages-)Kliniken bieten neben individueller Ernährungsberatung auch eine regelmäßige Essensbetreuung an. Ein Therapeut begleitet die Mahlzeiten und ermutigt, ausreichende bzw. angemessene Portionen zu essen. Dabei ist es üblich, dass Ernährungs- oder Psychotherapeuten gemeinsam mit den Betroffenen essen.
Schon vor der Mahlzeit wird vereinbart, welche Nahrungsmittel gegessen werden. Die anfängliche Kalorienmenge ist eher gering und wird langsam gesteigert. Patienten sollen sich auch an ein normales Esstempo gewöhnen und lernen, wieder bewusst zu schmecken. Dazu gehört, dass der Geschmack der Speisen nicht durch übermäßiges Würzen stark verändert oder die Mahlzeit sogar ungenießbar gemacht wird.

Eine Ernährungstherapie umfasst zudem feste Vereinbarungen in puncto Gewichtszunahme oder auch sogenannte Anti-Bulimie-Verträge. Diese können mündlich oder schriftlich erfolgen. Belohnungen bei Einhaltung der Vereinbarungen bzw. Sanktionen bei Nichteinhaltung sind Bestandteil der gemeinsam getroffenen Abmachungen. Im ambulanten Bereich kann z. B. der Kauf eines lang ersehnten Gegenstands die Belohnung für das erreichte Gewichtsziel sein. Wer stationär therapiert wird, kann sich auf diese Weise einen Tag Urlaub „verdie-

## Gemeinsam geht es besser

In der Lehrküche kochen sechs bis zehn Personen zusammen mit einem Ernährungstherapeuten. Zunächst gilt es, ein gemeinsames Gericht oder Menü auszusuchen. Das ist nicht immer einfach. Menschen mit Essstörungen haben meist einen sehr eingeschränkten Speiseplan, der individuell zudem sehr unterschiedlich aussehen kann. Gemeinsam das Menü planen, zusammen kochen und essen soll den Betroffenen helfen, die soziale Bedeutung des Essens für sich zurückzugewinnen.

„Hand in Hand" wird geschnippelt, gekocht, ausprobiert und gegessen. Anschließend geht es auch gemeinsam ans Aufräumen und den Abwasch. Die Ernährungsfachkraft steht beratend und unterstützend zur Seite.

nen". Umgekehrt kann der Ausgang gestrichen werden, wenn abgesprochene Ziele nicht erreicht werden. Wer im Rahmen der ambulanten Therapie das festgelegte Ziel verfehlt, spendet z. B. einen bestimmten Betrag an eine gemeinnützige Einrichtung.

## Lehrküche

Die meisten Kliniken, die auf Essstörungen spezialisiert sind, haben eine Lehrküche, in der gemeinsam gekocht werden kann. Im ambulanten Bereich sind solche Möglichkeiten eher selten.
Unter Anleitung einer Ernährungsfachkraft können Betroffene ihre Mahlzeiten zubereiten. Dabei lassen sich Ängste vor „verbotenen Zutaten", z. B. Öl oder Sahne, im wahrsten Sinne des Wortes auf den Tisch bringen, was eine vorsichtige Auseinandersetzung

ermöglicht. Mit Rücksicht auf die Teilnehmer werden meist nährstoffreiche, nicht zu fette Speisen zubereitet. Durch gemeinsames Kochen und Essen sollen Freude am Essen und Genuss gefördert werden.

## Traumatherapie

Traumatisierte Menschen haben ein deutlich erhöhtes Risiko, an einer Essstörung zu erkranken. Meist besteht neben der Erkrankung eine posttraumatische Belastungsstörung (siehe Seite 90). Bei diesen Patienten lässt sich die Essstörung nicht einfach „wegtherapieren". Die Symptomatik schützt Betroffene davor, sich an ihre traumatische Vergangenheit zu erinnern. Essgestörte Menschen sind sehr stark mit Themen wie „Essen", „Nichtessen", „Wann werde ich wieder essen?", „Was

Vor allem bei magersüchtigen Patienten ist eine Esstherapie angebracht. Die Ängste vor normalem Essen sind meist übergroß.

Manchmal machen sich Vergewaltigungsopfer durch eine Essstörung bewusst unattraktiv (z. B. durch starkes Abmagern), um jegliche Form der Sexualität zu vermeiden.

habe ich schon gegessen?" oder ähnlichen Überlegungen beschäftigt. Normale Gedanken werden nicht mehr zugelassen, wodurch auch die Erinnerung an traumatische Erlebnisse verdrängt wird und abnimmt.

Um die Essstörung zu behandeln, sollten Patienten mit entsprechenden Belastungsstörungen traumatherapeutische Techniken erlernen. Hierzu zählen u. a. Übungen, die helfen, traumatische Erinnerungen als weniger belastend zu erleben.
Erfolg versprechend ist z. B. die „Tresorübung": Der Betroffene stellt sich unter Anleitung des Therapeuten einen festen und sicheren Tresor vor, in den er seine traumatischen Erinnerungen etwa in Form von Videobändern oder DVDs einschließt.

## Familientherapie

Im Rahmen einer Familientherapie wird nicht nur der Betroffene behandelt, sondern die gesamte Familie. Der Therapieerfolg lässt sich dadurch beträchtlich steigern. Gerade in Familien essgestörter Personen kommt es zu typischen Konfliktsituationen, die eine Gesundung behindern können. Die Essstörung ist für die gesamte Familie eine massive Belastung, die ihrerseits die Beziehungen der Familienmitglieder untereinander beeinträchtigt, was zu erneuten Problemen führt. Beispiel: Eine besorgte Mutter möchte ihre magersüchtige Tochter von allen Alltagsaufgaben entlasten und bevormundet sie regelrecht. Das überfürsorgliche Verhalten ist in diesem Fall nicht Ursache, sondern Folge der Essstörung.

## Posttraumatische Belastungsstörung

Menschen, die ein psychisches Trauma erlitten haben, z. B. durch einen schweren Unfall, sexuellen Missbrauch oder ein Gewaltverbrechen, erinnern sich anders an diese Geschehnisse als an „normale" Ereignisse. Die im Zusammenhang mit dem Trauma erlebten Ängste und Schmerzen sind unmittelbar mit bestimmten Erinnerungen verknüpft.

Wer an einer sogenannten posttraumatischen Belastungsstörung leidet, muss die schrecklichen Ereignisse immer wieder ungewollt durchleben. Meist genügen spezielle Gerüche, Geräusche oder eine bestimmte Uhrzeit, um die Erinnerung an das Trauma und damit verbundene Gefühle ins Bewusstsein zu rufen. Das ist häufig mit starken Ängsten verbunden. Betroffene Personen sind daher extrem wachsam und schreckhaft. An normalen Schlaf ist meistens nicht zu denken.

## Multifamilientherapie

Eine Sonderform der Familientherapie ist die sogenannte Multifamilientherapie. Dabei werden mehrere betroffene Familien gleichzeitig behandelt. Durch Collagen, die Arbeit mit der Videokamera (Rollenspiele), Gesprächsrunden und gemeinsame Mahlzeiten bekommen alle Beteiligten einen intensiven Einblick in die Probleme betroffener Familienmitglieder.

Diese Therapieform ist meist sehr intensiv und dauert zwischen zwei und vier Tagen. Sie wird sowohl im stationären als auch im ambulanten Rahmen angeboten. Viele Familien berichten, dass es sehr angenehm für sie war, sich mit Menschen auszutauschen, die ähnliche Probleme haben. Man erfährt von Lösungsstrategien anderer Familien und kann sich gegenseitig Mut und Hoffnung machen.

Wenn es bei der Therapie um Jugendliche geht, sollten die Eltern immer einbezogen werden, mit Ausnahme von Extremfällen, bei denen Vernachlässigung und Misshandlungen eine Rolle spielen.

Familientherapeutische Sitzungen finden ein- bis zweimal monatlich statt und dauern jeweils 60 bis 90 Minuten. Anhand gemeinsamer Gespräche oder auf spielerische Weise wird das Sprechen über familiäre Beziehungsmuster und Konflikte möglich gemacht. Dazu eignen sich vor allem Rollenspiele, in denen Eltern den Platz ihres Kindes innerhalb der Familie einnehmen oder Kinder in die Rolle der Eltern schlüpfen können.

Eine weitere Methode der Familientherapie ist die Erstellung eines Familienstammbaums. Sie bringt den Beteiligten ihre persönliche Familiengeschichte näher. Jeder kann seine eigene Sichtweise zur Familie und zu einzelnen Mitgliedern ins Gespräch einbringen. So entsteht nach und nach ein Gesamtbild – der Familienstammbaum –, in dem einzelnen Mitgliedern unterschiedliche Charakterzüge und Eigenschaften zugeordnet sind. Die Übung lässt verschiedene Sichtweisen innerhalb der Familie zu. Jugendliche können auf diese Weise erkennen, dass ihre Eltern auch einmal jung waren und ähnliche Konflikte mit ihren Eltern zu bewältigen hatten.

## Kreativtherapien

Zu den Kreativtherapien zählen u. a. Gestaltungs-, Mal- und Musiktherapie. Diese Methoden machen es möglich, mit nichtsprachlichen Ausdrucksformen zu experimentieren. Viele Essgestörte waren früher künstlerisch aktiv, haben aber ihre kreativen und künstlerischen Fähigkeiten aufgrund ihrer

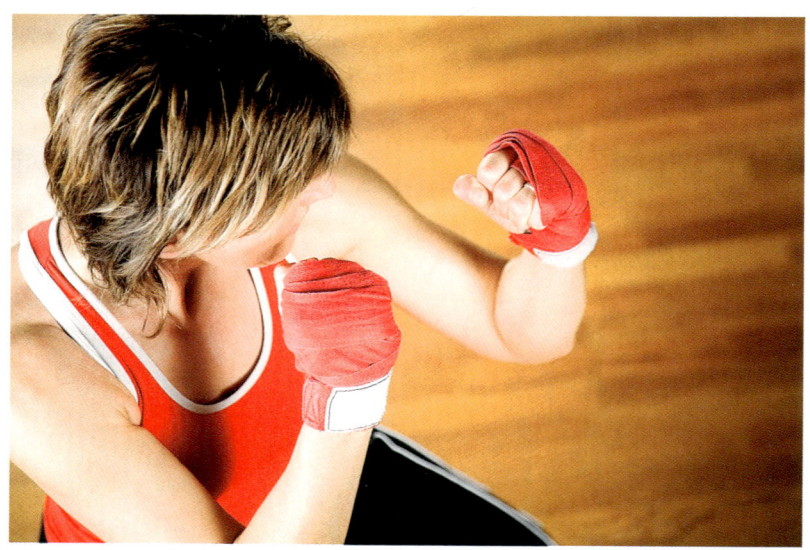

Es hat sich bewährt, zu Beginn einer Kreativtherapie konkrete Themen vorzugeben, z. B. die Gestaltung eines Märchenmotivs. Im Laufe der Therapie werden die Aufgabenstellungen immer weniger eingegrenzt.

Essstörung völlig vernachlässigt. Dabei ist gerade der schöpferische Gestaltungsprozess eine gute Möglichkeit, Gefühle auszudrücken, ohne sie genau benennen zu müssen. Letzteres fällt Essgestörten bekanntermaßen besonders schwer. Allein durch künstlerisches Darstellen können widersprüchliche Gefühle verarbeitet, kann das Selbstbewusstsein gestärkt werden.

Kreativtherapien gibt es als Einzel- oder Gruppensitzungen. Sie dauern zwischen 60 und 90 Minuten. Die Gruppen umfassen sechs bis zehn Teilnehmer. Für einige Betroffene ist die Kreativtherapie äußerst hilfreich. Andere können damit eher wenig anfangen. Das hängt davon ab, welchen persönlichen Zugang jeder Einzelne zu kreativen Prozessen hat.

## Bewegungstherapie

In bewegungstherapeutischen Gruppen kann der für essgestörte Menschen typische Bewegungsdrang in gezielte Bahnen gelenkt werden. Körperwahrnehmung und Selbstvertrauen werden durch Körpereinsatz unter therapeutischer Leitung intensiv gestärkt. Mithilfe von Sportgeräten, etwa eines Trampolins oder einer Kletterwand, lassen sich persönliche Grenzen erleben und austesten. Gleichzeitig können Betroffene mit ihrer Körperkraft experimentieren.

Essgestörte Menschen, die an einer Bewegungstherapie teilgenommen haben, berichten, dass sie besonders von Selbstverteidigungsübungen profitiert haben, da hier spezielle Übungen zum

Körperausdruck („Wie stehe ich selbstbewusst?") und zur verbalen Selbstbehauptung („Nein" sagen) durchgeführt werden. Auch am Boxsack lässt sich lernen, wie man sich aktiv zur Wehr setzt.

## Freizeittherapie

So merkwürdig es klingen mag: Viele Essgestörte haben verlernt, was sie mit ihrer freien Zeit anfangen können, oder suchen sich Beschäftigungen, die einen Rückfall provozieren können, etwa Shopping in einem Lebensmittelladen oder exzessives Tanzen in der Disco.

Manche arbeiten auch von morgens bis abends, um erst gar keine freie Zeit zu haben. Sinnvolle Freizeitaktivitäten müssen mit einem Freizeittherapeuten Schritt für Schritt neu erlernt und geübt werden. Diese Therapieform wird fast ausschließlich im stationären Rahmen angeboten.

## Ambulante Psychotherapie

Mit ambulanter Therapie ist in erster Linie die Gesprächspsychotherapie bei einem niedergelassenen Psychotherapeuten gemeint. Dafür braucht man eine Überweisung durch den Hausarzt. Dieser entscheidet anhand der körperlichen Verfassung, ob eine ambulante Behandlung vertretbar ist oder ob besser eine stationäre Therapie erfolgen sollte. Wer sich direkt an einen Therapeuten wendet, muss die übliche Praxisgebühr bezahlen.

Jugendliche werden von einem Kinder- und Jugendlichenpsychotherapeuten betreut, für Erwachsene ist der Diplom-Psychologe oder ein Facharzt für Psychosomatische Medizin und Psychotherapie der richtige Ansprechpartner. Bislang gibt es immer noch zu wenig spezialisierte Essstörungspsychothe-

Eine Bewegungstherapieeinheit dauert in der Regel 60 Minuten.

### Ambulante Therapie – die Vorteile

- Probleme im Alltag können direkt besprochen und gemeinsam gelöst werden.
- Die Betreuung und Behandlung erfolgt durch einen einzigen Therapeuten, d.h. man muss sich nicht auf einen ständigen Wechsel einstellen.
- Die Therapie kann vor Ort beim Aufbau neuer sozialer Beziehungen helfen; bestehende Kontakte gehen nicht verloren.
- Selbstüberforderung im Alltag (z. B. der Wunsch, in Schule oder Arbeit alles perfekt zu machen) kann leichter erkannt, neues Verhalten zeitnah praktisch ausprobiert werden.

rapeuten. Psychotherapeuten vor Ort lassen sich über Psychotherapeutensuchdienste im Internet, z. B. unter www.psychotherapiesuche.de, finden.

Unterstützung bei der Suche bieten auch lokale kassenärztliche Vereinigungen, Beratungsstellen oder der Bundesfachverband Essstörungen (siehe Seite 125) an.

Eine Psychotherapiestunde dauert in der Regel 50 Minuten. Meist wird eine Sitzung pro Woche angeboten. In den ersten fünf Probestunden gilt es, herauszufinden, ob man mit dem Therapeuten zurechtkommt. Wer sich nicht gut aufgehoben fühlt, bekommt problemlos einen anderen Therapieplatz. Für zwei verschiedene Psychotherapierichtungen werden die Kosten von den Krankenkassen übernommen:

- tiefenpsychologische bzw. analytische Therapie
- Verhaltenstherapie

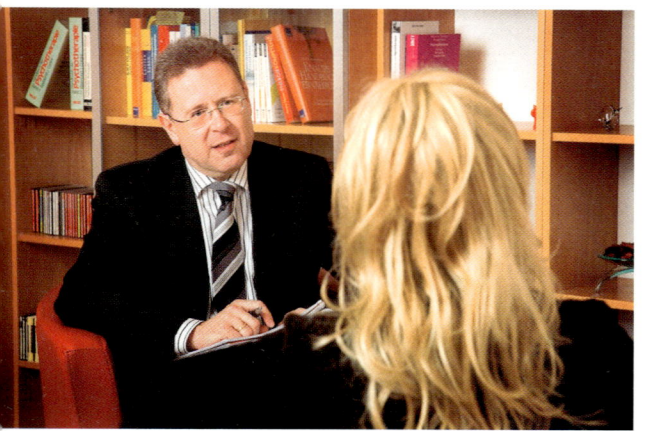

### Tiefenpsychologische Therapie

Diese Therapierichtung sieht die Essstörung als Ausdruck des Versuchs, unerträgliche innere Konflikte zu lindern. Sie basiert auf der Annahme, dass während der Kindheit kein ausreichend gutes Selbstwertgefühl entwickelt wurde und dass Schritte zu mehr Eigenständigkeit angstbesetzt und konfliktreich sind.

Vorrangiges Ziel der tiefenpsychologischen Therapie ist deshalb, das Selbstwertgefühl zu steigern und Wege zu mehr Selbstbestimmung und Unabhängigkeit aufzuzeigen.

In den Therapiesitzungen wird versucht, die inneren Spannungen der Betroffenen zu erkennen und an ihnen zu arbeiten. Da diese Konflikte meist schon sehr früh vorhanden waren, berühren die Gespräche häufig Themen aus der Kindheit.

Erwiesenermaßen sind tiefenpsychologische Therapien besonders wirksam, wenn die Essstörung direkt angesprochen und am Essverhalten gearbeitet wird. Je mehr der Gesundungsprozess voranschreitet, umso größer wird in der Regel auch das Selbstwertgefühl. Der Therapeut sollte Erfahrungen mit Essstörungen haben und konkrete Unterstützung bieten können. Meist zeigt das Praxisschild, ob es sich um einen entsprechenden Spezialisten handelt.

## Gedankliche Muster

Die kognitive Therapie versucht, irrationale Einstellungen essgestörter Menschen zu verändern. Die Gedanken der Betroffenen sind häufig von bestimmten Mustern beherrscht.

- **Schwarz-Weiß-Denken:** Wenn ich einmal Gewicht zugenommen habe, werde ich nie mehr aufhören zuzunehmen. Deshalb hungere ich lieber weiter.
- **Übertreibung:** Wenn ich 500 Gramm Gewicht zunehme, werde ich nie ein glücklicher Mensch werden.
- **Übergeneralisierung:** Als ich auf einer Feier vor zwei Jahren ein Stück Kuchen gegessen habe, hat meine Tante eine Bemerkung zu meiner Figur gemacht. Wenn ich jetzt ein Stück Kuchen esse, werde ich sicher wieder von allen gehänselt.
- **Selektive Abstraktion:** Mein Freund hat mich neulich wegen meiner Figur gelobt. Er liebt mich also wegen meiner Figur. Wenn ich zunehme, wird er mich verlassen.
- **Magisches Denken:** Wenn ich nach 17 Uhr esse, nehme ich unweigerlich zu.

### Verhaltenstherapie

Verhaltenstherapie beruht auf dem Prinzip, dass jedes Verhalten im Laufe des Lebens erlernt wurde und demzufolge auch verändert werden kann. In der Therapie werden konkrete Behandlungsziele vereinbart, etwa eine gewisse Menge pro Woche zuzunehmen. Diese Abmachungen helfen, Ängste vor einer Gewichtszunahme oder einer ausgewogenen, gesunden Ernährung zu überwinden.

Oft wird eine Verhaltenstherapie mit kognitiven Techniken kombiniert. Damit sollen irrationale Gedanken und Einstellungen verändert werden. Viele Betroffene haben ein verzerrtes Bild von ihrem Aussehen, schätzen die Auswirkungen einer normalen Mahlzeit auf das Körpergewicht völlig falsch ein oder messen ihrem Gewicht übergroße Bedeutung zu. Wer das gezielt hinterfragt, kann seine Einstellung leichter verändern.

In der Verhaltenstherapie werden diejenigen Alltagssituationen analysiert und durchgespielt, die ein problematisches Verhalten zur Folge haben. Das können essgestörte Verhaltensmuster sein, aber auch solche, die eine Zurückweisung anderer auslösen.

### Der Therapeut, der zu mir passt

Stellen Sie sich während der Probesitzungen (siehe Seite 94) folgende Fragen und entscheiden Sie anhand der Antworten, ob Sie mit Ihrem Therapeuten zufrieden sind.

Erkundigen Sie sich bei Ihrer Krankenkasse, ob sie die Kosten für die Psychotherapie übernimmt.

Keiner zwingt Sie, Ihre Therapiesitzungen fortzuführen, wenn Sie sich unwohl fühlen. Scheuen Sie sich also nicht, den Therapeuten zu wechseln.

- Ist mir der Therapeut sympathisch?
- Kann ich generell offener mit einem Mann oder mit einer Frau reden?
- Kann ich mir vorstellen, auch über schwierige oder peinliche Dinge mit dem Therapeuten zu sprechen?
- Hat der Therapeut Erfahrungen in der Behandlung von Essstörungen?
- Fragt er nach dem Ausmaß der Essstörung und in welchen Lebenssituationen diese auftritt?
- Arbeitet der Therapeut mit einem Arzt, einem Ernährungsberater oder Körpertherapeuten zusammen?

Wie erfolgreich die Behandlung einer Essstörung ist, lässt sich am besten an der Entwicklung der Symptomatik bewerten: Bessern sich sowohl Ihr Essverhalten als auch Ihre Einstellung zu Ihrem Körper?

Nach Expertenmeinung sollte innerhalb von sechs Monaten ambulanter Therapie eine sichtbare Verringerung der Symptomatik eintreten. Bleibt diese aus, d. h. erfolgt bei einer Magersucht keine Gewichtszunahme bzw. bei einer Bulimie keine deutliche Reduzierung der Ess-Brech-Anfälle, sollte eine stationäre Behandlung auf jeden Fall ernsthaft in Betracht gezogen werden.

# Verschiedene Phasen der Behandlung

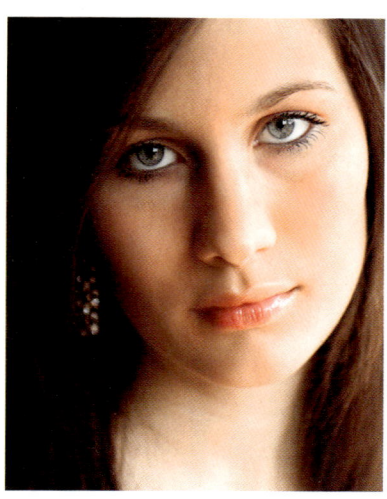

## Motivationsphase

In der ersten Phase der Behandlung wird die Motivation für den Weg aus der Essstörung gestärkt. Der Zuspruch durch den Therapeuten ist in diesem Moment besonders wichtig. Gemeinsam werden das Für und das Wider von Veränderungen besprochen. Wichtig ist, anzuerkennen, dass die Essstörung für den Betroffenen bislang durchaus ihre Berechtigung hatte: Sie wurde als vermeintliche Lösung für Probleme

## Im Zwiespalt

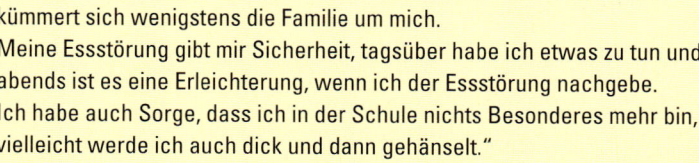

„Ein Leben ohne Essstörung wäre wunderbar. Ich wäre frei wie ein Vogel und würde ein ganz normales Leben führen. Aber was ist normal? Vielleicht wäre ich ja so frei, dass mich keiner mehr wahrnimmt. Jetzt kümmert sich wenigstens die Familie um mich.

Meine Essstörung gibt mir Sicherheit, tagsüber habe ich etwas zu tun und abends ist es eine Erleichterung, wenn ich der Essstörung nachgebe.

Ich habe auch Sorge, dass ich in der Schule nichts Besonderes mehr bin, vielleicht werde ich auch dick und dann gehänselt."

gesehen. Es sollte jedoch von Anfang an klar sein, dass dies niemals eine dauerhafte Antwort auf Konfliktsituationen sein kann. Gerade zu Beginn der Psychotherapie brauchen Betroffene sehr viel Ermutigung, ein Leben ohne Essstörung auszuprobieren.

Motivationsübungen können weiterhelfen. Zeichnen Sie z. B. zwei Spalten auf ein Blatt Papier und schreiben Sie in die linke Spalte alle Argumente, die für Ihre Essstörung sprechen. In die rechte Spalte kommt alles, was in Ihren Augen gegen Ihre Essstörung spricht.

Bewerten Sie am Ende alle aufgeschriebenen Aspekte nach ihrer Wichtigkeit und schreiben Sie die entsprechende Punktzahl dahinter. Ein weniger wichtiges Argument bekommt einen Punkt, ein wichtiges Argument zwei und ein sehr wichtiges Argument drei Punkte. Die Punkte jeder Spalte werden addiert, die Summen

miteinander verglichen. Das häufigste Ergebnis: Die Punktzahlen sind annähernd gleich. Das spiegelt die häufig vorkommende innere Zerrissenheit wider. Die Tabelle kann mit dem Psychologen besprochen werden und zur Unterstützung der Motivation dienen.

Bei jugendlichen Betroffenen werden auch die Eltern motiviert, ihr Kind in Bezug auf die Therapie und zu Hause zu unterstützen. Sprich: Eltern sollten die Essstörung keinesfalls ignorieren, sondern ihr Kind dazu ermutigen, seine neu erlernten Verhaltensweisen auch langfristig zu Hause umzusetzen.

Eine Essstörung ist keineswegs eine „Marotte", die man einfach so sein lassen kann, sondern eine schwere Erkrankung, die es Schritt für Schritt gemeinsam zu besiegen gilt – das müssen Eltern in vielen Fällen erst verstehen lernen.

Auch eine normale Kommunikation innerhalb der Familie muss häufig erst wieder erlernt werden, ebenso wie die Tatsache, dass die Essstörung nicht ständig in den Vordergrund gestellt werden sollte.

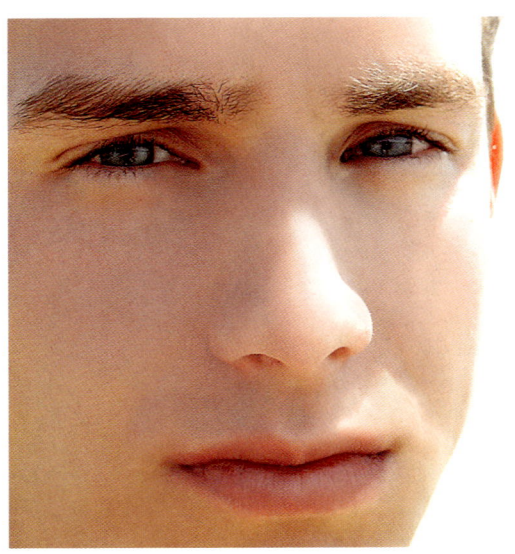

Ein verändertes Verhalten kann nicht nur bei einem selbst, sondern auch bei Angehörigen zu Ängsten und Irritationen führen. Die Einbeziehung von Familie, Partner und Freunden ist daher sinnvoll.

## Konkrete Verhaltensänderungen

In der zweiten Phase der Behandlung geht es vor allem um eine Änderung des Essverhaltens und die innere Einstellung zu sich selbst, zu anderen Menschen und zum Essen.

Im Rahmen ihrer Behandlung werden essgestörte Patienten aufgefordert, Protokoll über ihre Essgewohnheiten zu führen (siehe Seite 61 ff.). Das Ergebnis wird in der Therapiesitzung besprochen. Wurden z. B. überwiegend kleine Mahlzeiten mit wenig Energie und Nährstoffen (Fett, Eiweiß und Kohlenhydrate) verzehrt oder wurde teilweise ganz auf das Essen verzichtet, wird besprochen, wie genau dieses Essverhalten zu

Heißhungerattacken führen kann. Der Betroffene erfährt, dass seine Essanfälle keineswegs auf persönliches Versagen zurückzuführen sind, sondern vielmehr eine unausweichliche Folge des zuvor stark eingeschränkten Essverhaltens darstellen. Auch die Art und Weise, wie der Patient denkt, ist Thema der Therapie. Einstellungen wie „Ich hungere, also bin ich ein guter Mensch. Wenn ich einen Essanfall habe, bin ich ein schlechter Mensch" sind keine Seltenheit. Daneben werden konkrete Auslösesituationen besprochen, etwa ein Gefühl von Einsamkeit, wenn wieder mal keiner angerufen hat.

Die Normalisierung des Essverhaltens bringt eine Verbesserung der Stimmung mit sich. Das ist für den Therapieerfolg entscheidend.

Anfängliche Schwierigkeiten sind jedoch keine Seltenheit. Neben Mut und Ausdauer ist also die persönliche Bereitschaft gefragt, sich auf Veränderungen einzulassen. Das betrifft nicht nur das Essverhalten, sondern auch die Beziehung zu anderen Menschen und zu sich selbst. In dieser Therapiephase geht es vor allem darum, sich mehr um seine eigenen Bedürfnisse zu kümmern und seinen Standpunkt gegenüber anderen selbstbewusst zu vertreten.

## Blick in die Zukunft

In der Abschlussphase heißt es, sich von der Hilfe des Therapeuten zu verabschieden und eigene Zukunftspläne zu schmieden. Diese sind sehr individuell („Was will ich in meinem Leben wirklich machen, wie erreiche ich meine Ziele?") und in der Therapie nicht steuer- und vorhersehbar. Viele Betroffene entwickeln im Laufe der Behandlung klare Ziele und sind glücklich, ein lebendigeres Leben zu führen, das nicht von der Essstörung bestimmt wird.

Die persönlichen Ziele können sehr konkret sein, z. B. einmal wöchentlich etwas mit den Eltern zu unternehmen oder einen Tanzkurs zu beginnen. Sie können aber auch auf weitreichende Entscheidungen für das Leben ausgerichtet sein, etwa den Beruf zu wechseln oder von zu Hause auszuziehen.

Durch die Therapie soll u. a. erreicht werden, dass sogenannte verbotene Nahrungsmittel wieder in den Speiseplan aufgenommen werden.

# Wohngruppen: Wohnen und Therapie

Intensivtherapeutische Wohngruppen bilden die Schnittstelle zwischen ambulanter und stationärer Versorgung. Sie sind für Betroffene ideal, bei denen eine ambulante Versorgung nicht ausreichend erscheint, die jedoch den Anschluss an ihren schulischen oder beruflichen Alltag nicht verlieren möchten. Oft kommen auch junge Menschen in Wohngruppen, die in einer Klinik einen ersten Schritt aus der Essstörung gewagt haben und sich

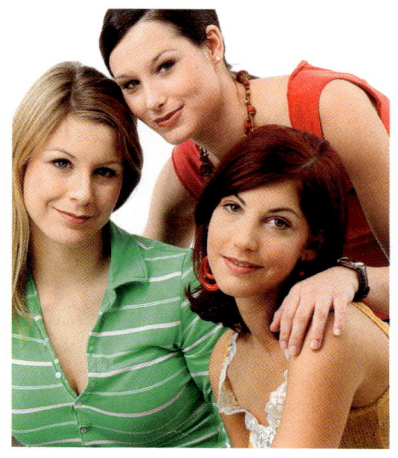

mithilfe dieser Maßnahme zunehmend ins „normale Leben" integrieren möchten.

1994 wurden die ersten intensivtherapeutischen Wohngruppen der Organisation ANAD e. V. ins Leben gerufen. Junge Menschen mit Essstörungen oder psychisch bedingtem Übergewicht leben für sechs Monate gemeinsam mit gleichaltrigen Betroffenen in Wohnungen in der Münchner Innenstadt und werden rund um die Uhr betreut.

## Schule und Beruf

Auf der Internetseite www.anad.de erfahren Sie mehr über die intensivtherapeutischen Wohngruppen von ANAD e. V.

Die ANAD-Wohngruppen ermöglichen Betroffenen im schulischen oder beruflichen Alltag integriert zu bleiben. Wer von außerhalb kommt, kann in München eine Schule besuchen oder ein Praktikum absolvieren, das in engem Zusammenhang mit seinem Arbeitsleben steht. So ergibt sich keine Lücke im Lebenslauf. Schwierigkeiten, die im Alltag auftauchen, können zeitnah aufgefangen und konstruktiv bewältigt werden. Angst vor Prüfungen, Stress mit Arbeitskollegen, die Frage, wann, wie und mit wem die Mahlzeiten eingenommen werden, all das kann mit den professionellen Begleitern besprochen werden. Die Intensität der Betreuung nimmt im Laufe des Aufenthalts ab. So lernen Betroffene, selbst Verantwortung für sich zu tragen und werden gut auf das Leben nach dem Auszug aus der Wohngruppe vorbereitet.

## Gut betreut

Das interdisziplinäre Team der ANAD-Wohngruppen besteht aus Diplom-Psychologen, Diplom-Sozialpädagogen und Ernährungs-

### Die ANAD-Wohngruppen

Die ANAD-Wohngruppen starteten als Modellprojekt und sind in ihrer Form bundesweit nach wie vor einmalig. Sie vereinen intensive Therapie mit einer stufenweisen Rückführung der Betroffenen in den Alltag – unter dem Motto „Schritt für Schritt gemeinsam aus der Essstörung".

Träger ist ANAD e.V. Der 1984 gegründete Verein unterhält eine der größten deutschen professionellen Beratungsstellen mit Hauptsitz in München und ist Mitbegründer des „Therapienetzes Essstörung", der bundesweit ersten integrierten Gesundheitsversorgung im Essstörungsbereich.

Die Kosten für den Aufenthalt in den Wohngruppen übernehmen Krankenkassen, Jugendämter, Bezirke und weitere Kostenträger.

therapeuten (Diplom-Oecotrophologen und Diätassistenten). Die ärztliche Leitung liegt in Händen einer Fachärztin für Psychosomatische Medizin und Psychotherapie. Sie achtet auf körperlichen Folge- und Begleiterscheinungen der Essstörung und kümmert sich, wenn erforderlich, um die Medikation der Betroffenen. Zudem kooperiert ANAD eng mit niedergelassenen Ärzten.

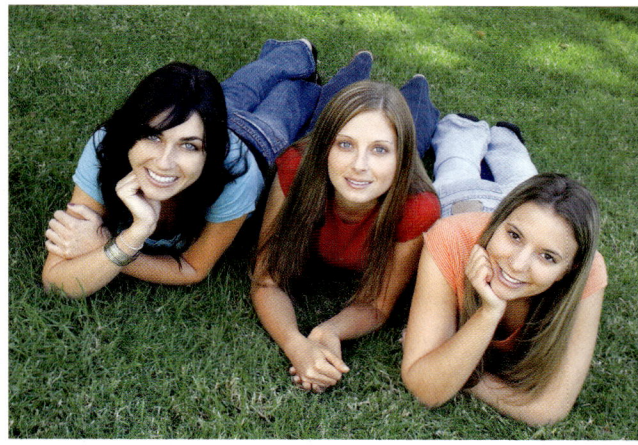

## Psychotherapie

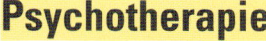

Die Psychotherapie findet in Einzel- oder Gruppensitzungen statt. Ziel ist, die individuellen Ursachen und Auslöser der Essstörung zu erkennen und zu bearbeiten. Auch die Selbstwahrnehmung wird trainiert. Die Psychotherapeuten wollen die Fähigkeiten der Betroffenen stärken und damit ihr – anfangs meist sehr niedriges – Selbstwertgefühl verbessern. Dazu eignen sich auch Therapiegruppen, in denen es um eine Verbesserung des Körperbilds, um soziale Kompetenz und/oder Selbstbehauptung geht.

## Sozialpädagogische Betreuung

Die Psychotherapie geht Hand in Hand mit der sozialpädagogischen Betreuung, die sich vor allem um die soziale Integration der Betroffenen bemüht. Viele haben sich aus ihrem Freundeskreis zurückgezogen, über Monate oder Jahre hinweg nur mehr für ihre Essstörung gelebt. Das Freizeitverhalten muss oft völlig neu aufgebaut werden. Bei ANAD gibt es vielfältige freizeitpädagogische Aktivitäten: gemeinsame Ausflüge in die Stadt, eine Gruppe zur Planung des Wochenendes, therapeutisches Reiten und seit einiger Zeit auch therapeutisch begleitetes Klettern. Letzteres erlaubt den Betroffenen, spielerisch und sportlich eigene Grenzen zu überwinden und Vertrauen zu anderen aufzubauen.

Ein wesentlicher Bestandteil des sozialpädagogischen Konzepts ist das regelmäßige Gespräch mit allen Bewohnern einer Wohngruppe. Dabei werden Aufgaben verteilt und Konflikte geklärt. Die Wohngruppen sind ein ideales Übungsfeld: Kontakte knüpfen, sich abgrenzen, Kompromisse

Das Konzept der ANAD intensivtherapeutischen Wohngruppen wird ständig erweitert und den Bedürfnissen der Betroffenen angepasst. Basis dafür ist eine umfangreiche wissenschaftliche Begleitforschung.

**101**

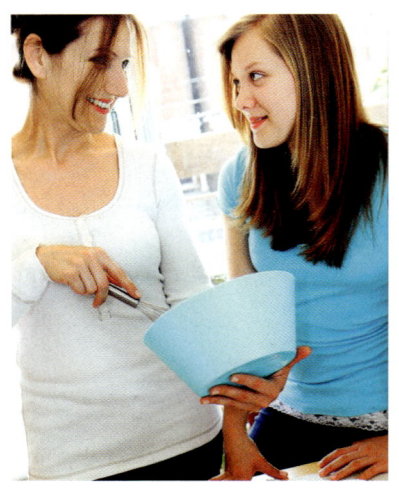

Nahrungsmitteln, die ihnen zu fett- oder kohlenhydratreich erscheinen bzw. zu viele Kalorien haben. Ziel ist eine bedarfs- und bedürfnisgerechte Ernährung ohne Verbote und diätetische Einschränkungen.

Praktisch geübt wird beim gemeinsamen Kochen und Essen. Betroffene bereiten ihre Mahlzeit unter professioneller Anleitung zu und setzen sich anschließend gemeinsam an den Tisch. Auf diese Weise werden – meist fehlende – Grundfertigkeiten im Kochen vermittelt. Ebenso lernen die Betroffenen, dass Essen ein geselliges Ereignis ist, das Spaß macht und Genuss bringt. Zusätzliche professionelle Begleitung beim Frühstück und Abendessen ist für Bewohner gedacht, die sich schwer tun, allein und/oder ausreichend zu essen.

Seit Ende 2006 nehmen die Wohngruppen auch männliche Betroffene auf und reagieren damit auf die steigende Nachfrage von Männern nach geeigneten Therapieplätzen.

schließen, auch einmal „Nein" sagen, mit Konflikten umgehen und Ängste abbauen – all das ist täglich gefordert. Entsprechend berichten viele Betroffene beim Auszug, dass das Zusammenleben mit Gleichaltrigen, die ganz ähnliche Probleme hatten wie sie selbst, sie erheblich weiter gebracht habe.

## Ernährungstherapie

Unverzichtbar zur Behandlung einer Essstörung ist die Ernährungstherapie. Auch hier hat sich eine Kombination aus Einzel- und Gruppenarbeit bewährt. In Einzelsitzungen wird das Ernährungsverhalten analysiert und ein individueller Essplan ausgearbeitet. Es geht darum, „verbotene Lebensmittel" wieder in den Speiseplan aufzunehmen. Viele Betroffene meiden eine ganze Reihe von

## Gemeinsam mit der Familie

Gerade bei Jugendlichen ist die Einbindung der Familie von großer Bedeutung – nicht zuletzt weil etliche Betroffene nach ihrem Therapieaufenthalt in den elterlichen Haushalt zurückkehren. Bei ANAD finden regelmäßige Familiengespräche statt. Zudem werden Eltern in speziellen Seminaren über Essstörungen und das Therapiekonzept der ANAD-Wohngruppen informiert.

# Neue Wege:
# die integrierte Versorgung

Obwohl es eine ganze Reihe von therapeutischen und medizinischen Angeboten für Menschen mit Essstörungen gibt, ist die Versorgung bislang keineswegs zufriedenstellend. Wer auf dem Land lebt, hat es z. B. deutlich schwerer, einen Therapieplatz zu finden. Vorhandene Beratungsstellen und Einrichtungen sind zudem nicht immer gut vernetzt. Betroffene fühlen sich bei der Auswahl einer geeigneten Therapieform allein gelassen. Vielen fehlt eine weiterführende Begleitung und Unterstützung.

Derzeit gibt es in der Bundesrepublik Deutschland drei Verträge zur integrierten Versorgung (IGV), um die Behandlung bei Essstörungen zu verbessern. Aktuell engagieren sich regionale Betriebskrankenkassen (BKK) in Hessen und Bayern und die Allgemeinen Ortskrankenkassen (AOK) in Bayern und Baden-Württemberg für eine verbesserte Versorgung.

Das „Therapienetz Essstörung" bietet folgende Vorteile:
- Zusammenschluss kompetenter Facheinrichtungen mit jahrelanger Erfahrung im Essstörungsbereich
- schnelle, professionelle und kostenfreie Hilfe für Betroffene, dadurch vergrößern sich die Heilungschancen

Betroffene, die auf dem Land leben, haben es oft schwer, eine spezialisierte Beratungsstelle zu finden.

## Das „Therapienetz Essstörung"

Ausgangspunkt des 2005 gegründeten Netzwerks war der Arbeitskreis Essstörungen im Bayerischen Sozialministerium, an dem alle Essstörungsexperten Bayerns sowie Vertreter von Leistungserbringern, Kostenträgern und Patienten beteiligt waren. Im Anschluss erhielt ANAD den Auftrag, unter Einbeziehung externer Partner, ein Konzept zur integrierten Versorgung von Menschen mit Essstörungen zu entwickeln.

Das Therapienetz umfasst eine Reihe namhafter bayerischer Fachkliniken, niedergelassener Ärzte und Psychotherapeuten. Es wird ständig erweitert. Die ANAD-Beratungsstelle beteiligt sich als Clearingstelle, dort finden also erste Gespräche statt, um die Symptome und den Unterstützungsbedarf abzuklären. Die ANAD-Wohngruppen sind Kooperationspartner.

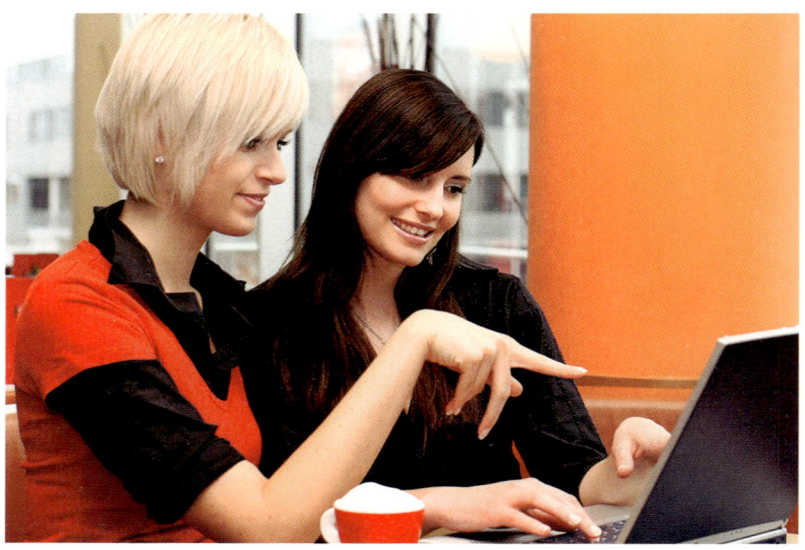

- klare Ansprechpartner für alle Beteiligten
- sofortiger Behandlungsbeginn
- Möglichkeit zur Zusatzqualifikation, Information und Unterstützung für Fachleute, die im Therapienetz integriert sind

Betroffene erhalten im Rahmen des Therapieprozesses kostenfreie Beratung, Diagnostik und Begleitung (Clearingprozess) durch ein kompetentes Team aus Fachärzten, Diplom-Psychologen, Diplom-Sozialpädagogen und Ernährungstherapeuten.

In den Beratungsgesprächen geht es zunächst darum, die Ausgangssituation einzuschätzen:

- Liegt eine Essstörung vor? Wenn ja, welche?
- Wie schwerwiegend ist die Essstörung?
- Was wurde bereits unternommen und mit welchem Erfolg?
- Wie kann dem Betroffenen durch die geschlossene Behandlungskette der IGV geholfen werden?
- Inwieweit will sich der Betroffene überhaupt helfen lassen?

Falls erwünscht, erhält man zudem Informationen über Essstörungen und ihre Begleiterscheinungen. Möchte die betreffende Person an der integrierten Versorgung teilnehmen und ist sie bei einer Krankenkasse versichert, die dies ermöglicht, erfolgt vor dem eigentlichen Behandlungsbeginn eine umfassende Anamnese und Diagnostik. Dabei geht es um die Essstörung selbst sowie um weitere körperliche und psychische Auffälligkeiten.

Bei der Anamnese wird die Vorgeschichte des Patienten erfragt.

Sind alle notwendigen Voruntersuchungen abgeschlossen, erarbeitet ein Team aus Fachleuten einen optimalen Behandlungsplan. Dieser umfasst einen Zeitraum von einem Jahr. Sämtliche Entscheidungen werden mit dem Betroffenen abgestimmt. Stationäre Behandlungen werden in Kliniken des Netzwerks durchgeführt. Bei einer ambulanten Therapie kann der Betroffene selbst unter den Psychotherapeuten des Netzes auswählen. Sollte in der gewünschten Therapieeinrichtung nicht sofort ein Platz zur Verfügung stehen, vermittelt das Therapienetz Überbrückungsangebote, um eine rasche Hilfe sicherzustellen.

Betroffene werden individuell begleitet. Die Unterstützung beschränkt sich nicht allein auf die Therapieplanung, sie schließt u. a. auch die Organisation der Nachsorge nach einem stationären Aufenthalt mit ein.
Jeder Patient erhält ein individuell auf ihn zugeschnittenes Behandlungsprogramm – aus einer Hand. Die Ergebnisse der integrierten Versorgung werden wissenschaftlich ausgewertet, um die Qualität der Maßnahmen zu sichern. Durch die Vernetzung professioneller Therapieangebote werden Kompetenzen gebündelt. Das kommt in erster Linie den Betroffenen zugute: Menschen, die an einer Essstörung leiden und Hilfe suchen.

Die integrierte Versorgung beinhaltet auch die Nachsorge nach einem Klinikaufenthalt.

# Kooperation ist wichtig

Erfolgt die Behandlung ambulant bei einem von der Kasse zugelassenen niedergelassenen Psychotherapeuten, ist die Kooperation verschiedener Therapeuten deutlich schwieriger als in Kliniken oder spezialisierten Beratungsstellen.
Die Zusammenarbeit mit dem Hausarzt und einer Ernährungsfachkraft ist jedoch unerlässlich. Der Hausarzt sollte einmal monatlich Gewicht und Blutwerte kontrollieren, bei schwierigen Verläufen und starkem Untergewicht auch häufiger.

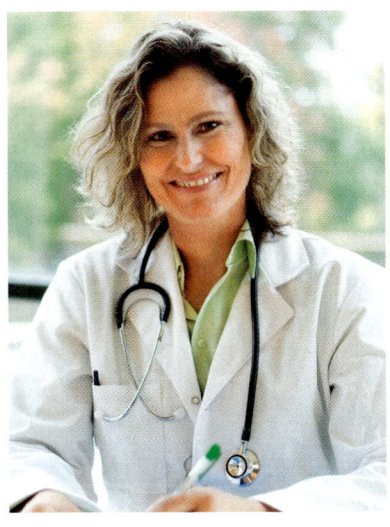

## Stationäre Behandlung

Ambulant vor stationär, so lässt sich die prinzipielle Vorgehensweise auf einen kurzen Nenner bringen. Dennoch kann es Situationen geben, in denen eine ambulante Behandlung nicht ausreichend ist.

Es mag zunächst erschreckend klingen, wenn der behandelnde Arzt mitteilt, dass ein stationärer Aufenthalt erforderlich ist. Lassen Sie sich dadurch nicht entmutigen. Die Behandlung in einer Klinik ist eine gute Chance, gesund zu werden. Eigens auf Essstörungen spezialisierte Klinken führen gute und etablierte stationäre Behandlungsprogramme durch. Personen mit Essstörungen werden meist in psychosomatischen Fachkliniken behandelt. Aber auch in psychiatrischen Einrichtungen gibt es mittlerweile qualitativ hochwertige Therapieangebote.

**Vorteile einer stationären Therapie**

Stationäre Therapien bieten im Vergleich zur ambulanten Behandlung folgende Vorteile:

- Körperliche und seelische Auswirkungen der Essstörung können schneller erkannt und behandelt werden.
- Im stationären Bereich besteht die Möglichkeit, unterschiedliche Therapieformen kennenzulernen und zu nutzen.
- Die Kooperation verschiedener Therapeuten ist im stationären Bereich vereinfacht.
- Ein anderer Lebensrhythmus und die Distanz zu Alltagsprob-

Über die Homepage des Bundesfachverbands Essstörungen www.bundesfach verbandessstoe rungen.de können Sie Adressen spezialisierter Kliniken erfahren.

---

### Was macht einen stationären Aufenthalt erforderlich?

- Das Körpergewicht ist sehr niedrig, der Gewichtsverlust erfolgt sehr schnell (BMI unter 15, bei Jugendlichen unter 14 kg/m²).
- Es treten zusätzliche körperliche Beschwerden (Diabetes mellitus, chronische entzündliche Darmerkrankungen) und/oder psychische Beschwerden auf (starke depressive Verstimmungen oder Zwänge).
- Lokale Therapieangebote fehlen.
- Eine ambulante Therapie verlief erfolglos.
- Es werden schwere körperliche Veränderungen sichtbar (Veränderung der Blutwerte, Herz-Kreislauf-Beschwerden, niedriger Herzschlag, niedriger Blutdruck).
- Die Familiensituation ist stark angespannt.

lemen können den Weg zu einem neuen Essverhalten erleichtern.

- In kritischen Situationen sind Therapeuten sofort verfügbar, auch nachts und am Wochenende.

### Was passiert in der Klinik?

Bei der Ankunft in der Klinik lernt man seine zukünftigen Bezugspersonen kennen. Jeweils ein Arzt und ein Therapeut übernehmen für die gesamte Dauer des Aufenthalts die Hauptbetreuung und sind fester Ansprechpartner. Das Gleiche gilt für sogenannte „Bezugsschwestern" auf der Station, die rund um die Uhr ansprechbar sind. In der Klinik finden sich schnell Gelegenheiten, andere Menschen mit Essstörungen kennenzulernen und sich mit ihnen auszutauschen. Oft bekommen neue Patienten einen Paten zur Seite gestellt. Oder es gibt ein sogenanntes Sponsoringsystem, bei dem sich Betroffene, die schon länger auf der Station sind, intensiv um neue Mitpatienten kümmern.

Von besonderer Bedeutung ist der strukturierte Tagesablauf mit festen Essenszeiten. Gerade die konkrete Mahlzeitenstruktur wird als sehr hilfreich empfunden. Wer anfangs Schwierigkeiten mit regelmäßigen Essenszeiten hat, findet Unterstützung im Ernährungsteam. Beratung und persönliche Begleitung beim Essen helfen

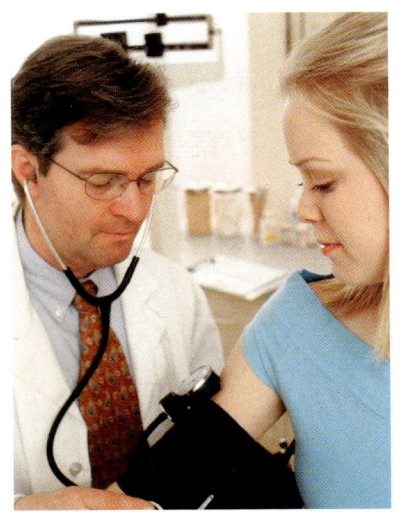

weiter. In speziellen Problemlösegruppen werden gemeinsam schwierige Esssituationen besprochen. Gegenseitige Unterstützung ist selbstverständlich.

Im Rahmen der stationären Behandlung können viele unterschiedliche Therapieformen eingesetzt werden: Körper-, Psycho-, Gruppenpsycho-, Ernährungs-, Bewegungs-, Familien- und Kreativtherapien bilden das Gerüst der Behandlung. Alle Maßnahmen sind in einen festen Stundenplan eingebettet. Meist finden sowohl vormittags als auch nachmittags Therapiesitzungen statt. Die Teilnahme am Grundprogramm ist Pflicht, einige Therapieelemente sind frei wählbar, z. B. kreative Angebote. Auch Freizeit findet in einem geschützten Rahmen statt. Jeder hat die Möglichkeit, zusammen mit Gleichgesinn-

Wenn eine ambulante Therapie keine Fortschritte bringt, sollten Betroffene einen Klinikaufenthalt in Erwägung ziehen.

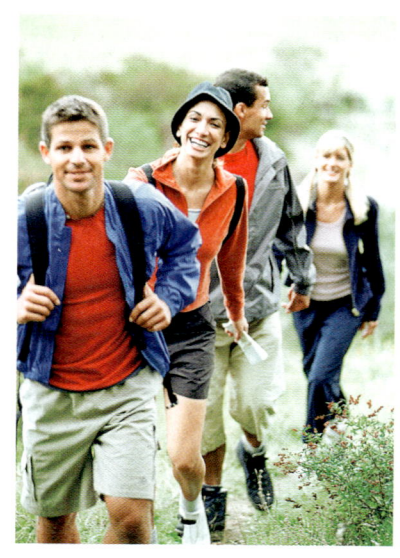

Für einige Patienten ist es besser, nicht in ihre alten Strukturen zurückzukehren, sondern in eine andere Lebensform zu wechseln. Das kann z. B. eine therapeutische Wohngemeinschaft sein, in der das neu erlernte Verhalten mithilfe von Therapeuten weiter gefestigt wird (siehe Seite 99 ff.).

ten neue Freizeitaktivitäten auszuprobieren. In einigen Kliniken gehören gemeinsame Ausflüge in die Stadt, Wanderungen und Kinobesuche zum Programm. Im Sommer wird z. B. gemeinsam gesegelt, im Winter ist Schlittschuhlaufen mit der Gruppe angesagt. Ergänzt werden können solche Angebote etwa durch Theaterspielgruppen oder Gitarrenkurse. Wenn viele Therapeuten mit unterschiedlichen Therapieformen in die Behandlung eingebunden sind, ist eine gute Abstimmung nötig. Alle arbeiten in einem Behandlungsteam zusammen und tauschen sich regelmäßig untereinander aus. Dadurch gehen Entwicklungen der Betroffenen in unterschiedlichen Therapiebereichen nicht verloren. Patienten mit einer magersüchti-

gen Essstörung sollen im Laufe ihres Klinikaufenthalts zunehmen. Meist handelt es sich bei dem angestrebten Ziel um 100 Gramm pro Tag, eine moderate und sinnvolle Steigerung. Wird dieses Ziel nicht erreicht, können zusätzliche Maßnahmen eingesetzt werden, etwa spezielle Ernährungsdrinks oder eine Reduzierung aller körperlichen Aktivitäten.

Auch auf eine zu schnelle und dadurch gefährliche Gewichtszunahme von mehr als 1,5 Kilogramm pro Woche wird mit einer Senkung der Kalorienzufuhr reagiert. Durch kontinuierliche ärztliche Betreuung kann im stationären Bereich bei akuten Komplikationen rasch und ohne zeitliche Verzögerung eingegriffen werden.

Mit Bulimikern wird besonders daran gearbeitet, einen neuen Essrhythmus zu finden und Essanfälle zu verringern. Hier helfen auch sogenannte Anti-Bulimie-Vereinbarungen (siehe Seite 88 f.). Wer seine Ess-Brech-Anfälle reduziert, muss vor allem in der Anfangsphase mit Wassereinlagerungen im Körper rechnen. Die dadurch bedingte Gewichtszunahme führt bei Betroffenen häufig zu großen Ängsten. Eine therapeutische Betreuung direkt nach dem Essen wird als sehr hilfreich empfunden.

Gegen Ende des Aufenthalts wird es wichtig, seine Rückkehr in die gewohnte Umgebung zu planen. Auch wenn im geschützten Rahmen der Klinik vieles bestens funktioniert hat, können Alltagssituationen schnell zum Auslöser für Rückfälle werden. Jeder Patient wird daher individuell auf seine Heimkehr vorbereitet. Mögliche Konfliktsituationen werden im Detail besprochen. Für drohende Rückfälle sowie für den Fall, dass ein Rückfall nicht rechtzeitig verhindert werden konnte, wird ein Notfallplan erstellt.

Nach der Entlassung kann ein fortgesetzter Kontakt mit der Klinik hilfreich sein, etwa telefonisch oder übers Internet. Für einen nahtlosen Übergang ist es wichtig, zügig eine ambulante Anlaufstation zu finden, entweder beim Psychotherapeuten oder in der Beratungsstelle.

### Die richtige Klinik finden

Idealerweise verfügt die Klinik Ihrer Wahl über eine eigene Fachabteilung für Essstörungen, zumindest sollte die Behandlung von Essstörungen ein Schwerpunkt sein. Nur so können Sie sicher sein, dass Sie von spezialisierten Therapeuten behandelt werden. Am besten informieren Sie sich auf der Homepage der Einrichtung und lassen sich Material zuschicken. Über Internetforen können Sie Kontakt zu ehemaligen Patienten aufnehmen.

In der ausgewählten Klinik sollten mindestens zehn essgestörte Pa-

tienten gleichzeitig behandelt werden. Nur dann können Sie davon ausgehen, dass eine Therapiegruppe ausschließlich aus essgestörten Teilnehmern besteht und ein vertrauensvoller Austausch mit gleichermaßen Betroffenen möglich ist. Fragen Sie auch nach altersgemäßen Angeboten. Therapieprogramme mit Gleichaltrigen sind enorm wichtig. Bei Jugendlichen sollten Eltern unbedingt in die Therapie einbezogen werden.

Leider werden Betroffene immer wieder in Kliniken eingewiesen, die nur vereinzelt essgestörte Patienten behandeln. Hier sind Betroffene auf sich gestellt und finden wenig Verständnis für ihre speziellen Probleme. In psychi-

Bei der Wahl der Einrichtung können Therapeut oder Hausarzt behilflich sein. Die letzte Entscheidung treffen Sie. Ihnen muss es schließlich gefallen.

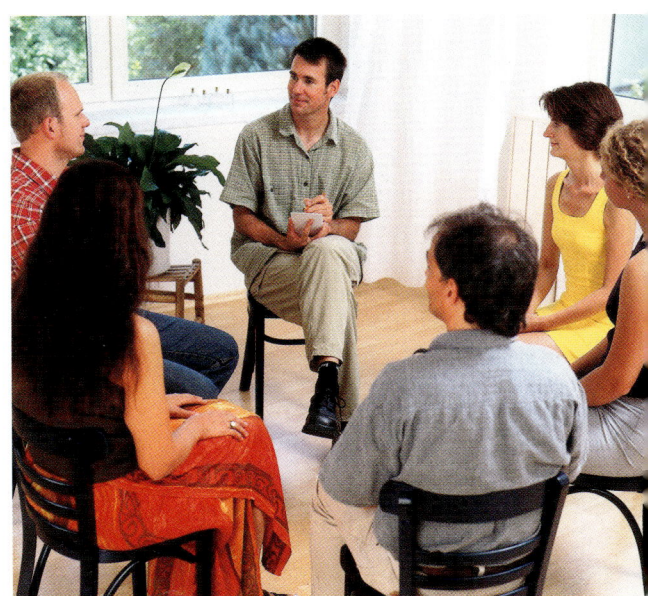

atrischen Kliniken ohne Schwerpunkt für die Behandlung von
Essstörungen kann das Zusammentreffen mit psychiatrisch
schwer kranken Patienten als sehr
belastend empfunden werden.

## Teilstationäre Therapie

An einigen Universitätszentren
gibt es für Essgestörte Möglichkeiten einer teilstationären Therapie (tagesklinische Behandlung).

Betroffene kommen jeden Morgen in die Klinik und gehen
abends wieder nach Hause. Das
Wochenende ist meist frei. Der
Umfang der Therapie entspricht
wochentags dem einer stationären Maßnahme. Ein wesentlicher Vorteil ist der konkrete
Alltagsbezug: Das neu erlernte
Essverhalten lässt sich gleich im
häuslichen Rahmen umsetzen.
Leider ist diese gute Ergänzung
zur ambulanten und stationären
Behandlung bisher nur in weni-
gen Städten verfügbar.

# Hilfe im Internet

Im Internet gibt es unzählige Seiten oder Diskussionsforen zum
Thema Essstörungen. Vom Anti-

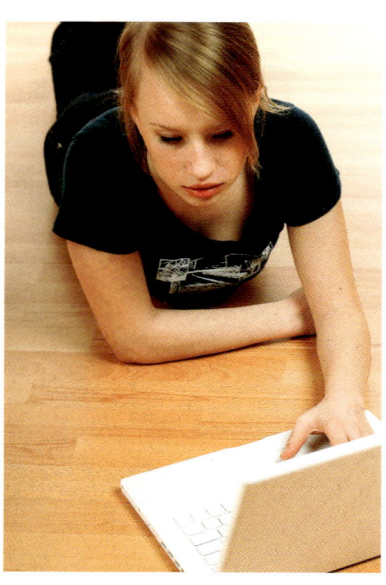

Anorexie-Song auf Internetplatt-
formen bis hin zu Erfahrungs-
berichten Betroffener oder von
Menschen, die ihre Essstörung
überwunden haben, kann man
zahllose spannende Entdeckun-
gen machen. Außerdem gibt es
vielfältige Möglichkeiten, sich zu
informieren. Empfehlenswert sind
beispielsweise die Seiten der Bundeszentrale für gesundheitliche
Aufklärung (www.bzga-essstoe
rung.de). Dort finden sich allgemeine Informationen zu Essstörungen. Zudem kann man – meist
kostenlos – Filme, Broschüren und
anderes Informationsmaterial be-
stellen oder direkt herunterladen.
Beratungsstellen und Präventi-
onsangebote sind nach Postleit-
zahlenbereich abrufbar.

Einige Angebote sind kurzlebig, andere haben sich dagegen fest etabliert. In Deutschland hat Hungrig-online.de die größte Internetpräsenz. Betroffene und Angehörige können sich hier informieren und miteinander kommunizieren. Es gibt virtuelle Selbsthilfegruppen, von Therapeuten geleitete Chats und viele Informationen für Lehrer, Fachleute sowie Pressevertreter. Auf dieser Website existiert auch eine Rubrik, in der Kliniken von ehemaligen Patienten bewertet werden.

Ein weiteres etabliertes Essstörungsportal mit Informationen, Onlineberatung und Diskussionsforen ist die Homepage der Deutschen Forschungsinitiative Eßstörungen e. V. (www.ab-server.de). Die Seiten wurden in Zusammenarbeit mit der Medizinischen Fakultät der Universität Leipzig erstellt. Auch hier kann man sich über die Zufriedenheit ehemaliger Patienten mit ihrem Klinikaufenthalt informieren. Hilfe bei der Suche nach spezialisierten Ernährungsberatern, Psychotherapeuten und Kliniken bietet die Homepage des Bundesfachverbands Essstörungen (www.bundesfach verbandessstoerungen.de).

Mehrere Beratungsstellen bieten moderierte Chats und Internetberatung an, für die vorab ein fester Termin vereinbart wird. Hier eine Auswahl einiger qualitätsgesicherter Einrichtungen:

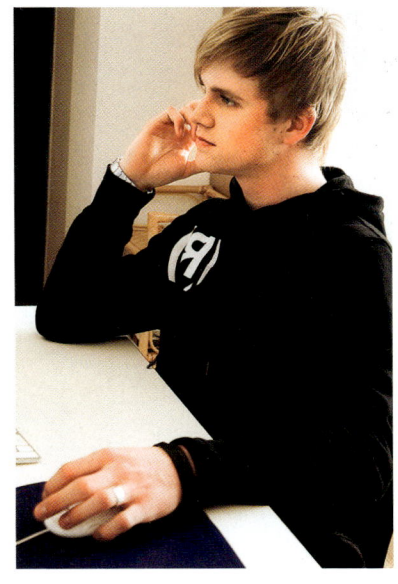

- die Münchner Beratungsstelle ANAD e.V. (www.anad.de)
- das Frankfurter Zentrum für Essstörungen (www.essstoerun gen-frankfurt.de)
- die Kasseler Beratungsstelle Kabera (www.kabera.de)
- das Mädchenhaus Heidelberg (www.maedchenhaus-heidel berg.de)
- die Parkland-Klinik (www.park land-klinik.de)

Wichtig: Beim Surfen im Internet sollten Sie bedenken, dass nicht alle Seiten, die über Essstörungen berichten, auch wissenschaftlich gesichert oder seriös sind. Als gefährlich einzustufen sind Seiten, die eine Essstörung verherrlichen, sogenannte Pro-Ana- oder Pro-Mia-Seiten (siehe Seite 35).

Manche Kliniken stellen im Anschluss an einen stationären Aufenthalt eine Internetnachsorge bereit.

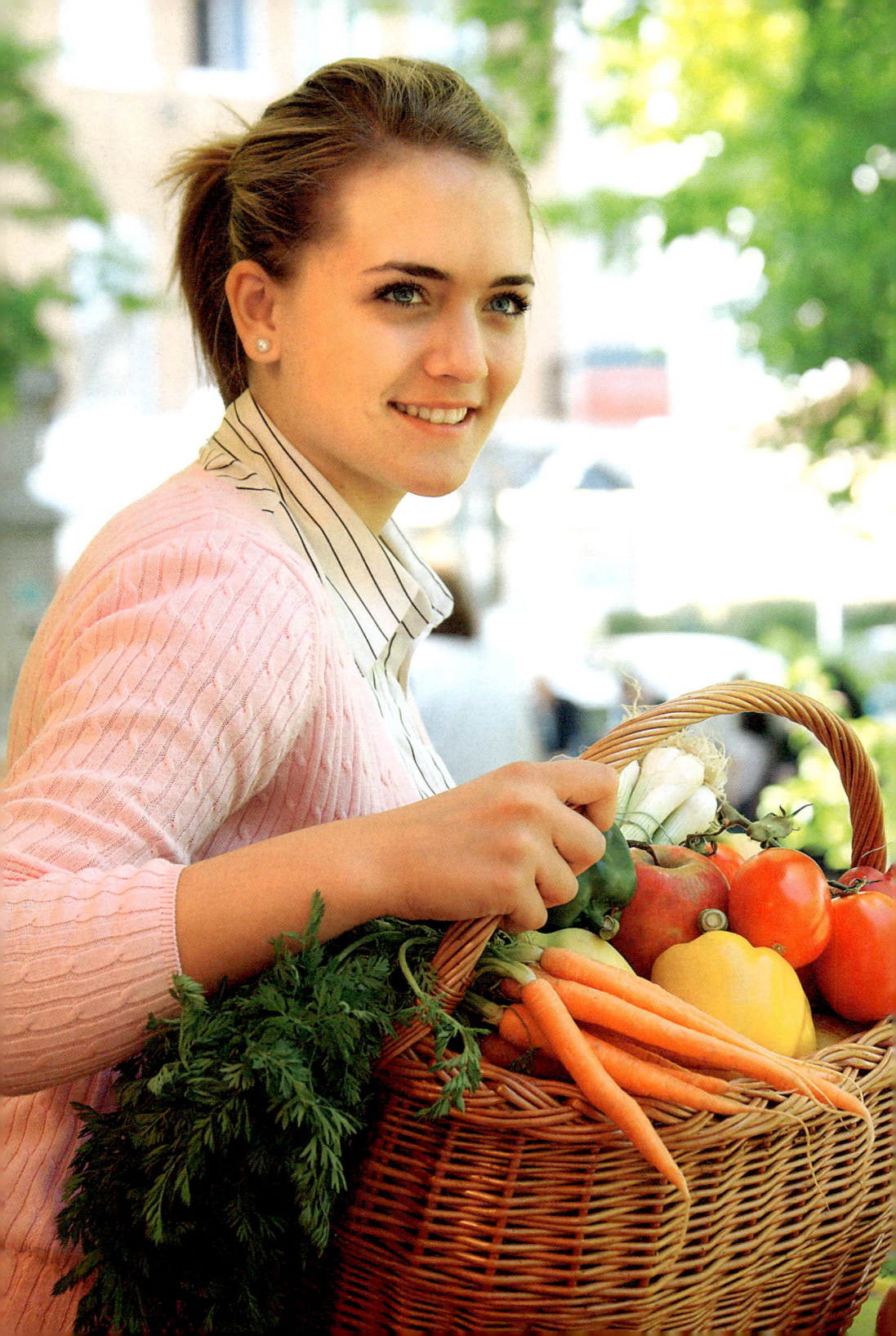

# Ausgewogen essen

Eine gesunde und vollwertige Ernährung sollte abwechslungsreich und schmackhaft sein und den Organismus mit allen wichtigen Nährstoffen versorgen. Woher aber wissen Sie, dass der Körper alles bekommt, was er braucht? Ganz einfach: Kombinieren Sie täglich Produkte aus den nachfolgenden Lebensmittelgruppen und sorgen Sie auf diese Weise für eine optimale Versorgung und eine gute Sättigung.

Indem Sie genügend Abwechslung auf den Speiseplan bringen, können Sie außerdem Essstörungen vorbeugen. Für bereits Betroffene ist es natürlich nicht nur wichtig, die Essgewohnheiten umzustellen, sondern auch wieder zuzunehmen und ein Normalgewicht zu erreichen.

# Gut kombiniert

Die richtige Kombination macht's. Zu einer ausgewogenen Ernährung gehört die richtige Mischung aus verschiedenen Nahrungsmitteln, die alle lebensnotwendigen Nährstoffe beinhalten. Im Folgenden ein paar wichtige Tipps.

## Getreide, Kartoffeln, Hülsenfrüchte

Zur ersten Gruppe gehören Nahrungsmittel, die überwiegend Kohlenhydrate enthalten. Sie liefern dem Körper und ganz besonders dem Gehirn schnell verfügbare Energie, machen also fit im Kopf und leistungsfähig. Kohlenhydrate in Form von Stärke sind vor allem in Brot, Kartoffeln, Nudeln und Reis enthalten. Wer hier die Vollkornvariante bevorzugt, bekommt gleichzeitig reichlich Vitamine, vor allem der B-Gruppe, Mineralstoffe und Ballaststoffe. Die Deutsche Gesellschaft für Ernährung empfiehlt bei einer vollwertigen Ernährung, täglich mehrmals Getreideprodukte zu

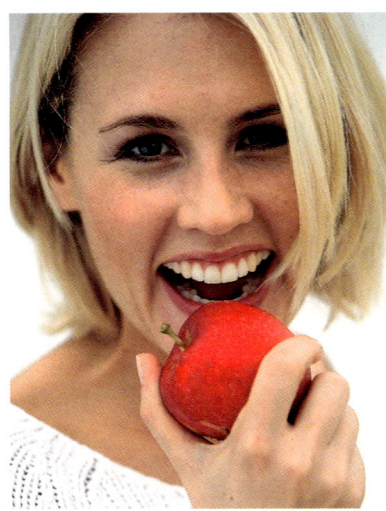

## Obst und Gemüse

Sie wollen von den zahlreichen Vorteilen von Vitaminen, Mineral-, Ballast- und sekundären Pflanzenstoffen profitieren? Dann greifen Sie nach Lust und Laune zu Obst und Gemüse. Zusätzlich bekommt der Körper auf diesem Wege auch noch reichlich Flüssigkeit. Eine Schlangengurke besteht z. B. zu mehr als 95 Prozent aus Wasser. Mit einem reichlichen Verzehr von Obst und Gemüse sorgen Sie für eine gute Verdauung und sind fit für die täglichen Herausforderungen. Ein Stück Obst zwischendurch schmeckt erfrischend und ist leicht bekömmlich. Insgesamt sollten täglich mindestens drei Portionen Gemüse und zwei Portionen Obst auf dem Speiseplan stehen. Wer nicht regelmäßig Gelegenheit hat, frisches Obst und Gemüse einzukaufen, kann auf Tiefkühlangebote zurückgreifen. Sie sind durchaus eine Alternative.

Sekundäre Pflanzenstoffe haben ein großes Gesundheitspotenzial. Längst sind nicht alle Stoffe, die es gibt, bekannt, und auch die vielfältigen positiven Wirkungen sind noch nicht ausreichend erforscht. Von einigen Substanzen weiß man jedoch, dass sie vor Krebs schützen oder das Immunsystem günstig beeinflussen.

verzehren. Das kann in der Praxis wie folgt aussehen:

- (Vollkorn-)Brot (drei bis fünf Scheiben, ca. 50 Gramm) oder (Vollkorn-)Getreideflocken
- (Vollkorn-)Nudeln (150 bis 200 Gramm, gekocht) oder
- (Vollkorn-)Reis (150 bis 180 Gramm, gekocht) oder
- Kartoffeln (ca. 250 Gramm, gekocht).

Hülsenfrüchte, wie Erbsen, Linsen oder Bohnen enthalten neben Stärke auch eine ganze Menge Eiweiß. Zudem sind sie richtige Ballaststoffpakete. Der Speiseplan wird ein ganzes Stück abwechslungsreicher, wenn Sie mehrmals im Monat Gerichte mit Hülsenfrüchten auf den Tisch bringen, etwa als Eintopf oder auch als Beilage. Wie wäre es denn mit einem leckeren Salat aus roten Linsen?

## Milch und Milchprodukte

Milch und Milchprodukte schmecken nicht nur lecker, sie liefern dem Körper auch jede Menge Eiweiß zum Aufbau von Muskeln und Zellen. Daneben gehören sie zu den wichtigsten Kalziumlieferanten unserer Nahrung. Das ist besonders für den Knochenbau von Bedeutung. Wer in jungen

Jahren an Kalziummangel leidet, hat ein erhöhtes Risiko, an Osteoporose (Knochenschwund; siehe Infokasten) zu erkranken.

Übrigens: Auch Zähne brauchen Kalzium. Welche Produkte sind aber die richtigen? Aufgrund des nahezu unüberschaubaren Angebots an Milchprodukten hat der Verbraucher bei jedem Einkauf die Qual der Wahl. Günstig sind Produkte mit einem normalen Fettgehalt und möglichst wenig oder gar keinem Zucker. Prinzipiell gilt, je naturbelassener desto besser. Wer Joghurt oder Quark pur nicht so gerne mag, kann seine Mahlzeit mit frischem Obst, Nüssen und ein bisschen Honig „aufpeppen". Selbst gemacht bedeutet, dass Sie auch wirklich wissen, was drin ist.
Gut versorgt sind Sie, wenn Sie täglich 250 Milliliter Milch, Buttermilch, Kefir oder 250 Gramm Joghurt essen. Natürlich kann's auch eine Portion Quark sein. Dazu kommen zwei Scheiben Schnittkäse (ca. 60 Gramm), eine Kugel Mozzarella oder eine Portion Schafskäse.

## Fleisch/Fisch/Eier

Eiweiß, B-Vitamine und Eisen – das steckt in einer Portion Rind- oder Schweinefleisch. Es macht zufrieden, satt und leistungsfähig. Geflügelfleisch ist fettärmer und liefert daher mehr Eiweiß. Der Eisengehalt liegt unter dem von Rind- und Schweinefleisch. Ein- bis zweimal pro Woche dunkles Fleisch zu essen, kann also durchaus sinnvoll sein.

Seefisch liefert ebenfalls wertvolles Eiweiß für Muskeln und Zellen. Hinzu kommt der hohe Jod-

Wild, z. B. Reh, Hirsch oder Kaninchen, gehört zu den besonders fettarmen Fleischsorten.

## Osteoporose

Unter Osteoporose versteht man den Verlust an harter Knochensubstanz mit einer Zunahme der Markräume. Die Knochen werden anfälliger für Brüche, die Wirbelkörper werden kleiner und zusammengedrückt. Dadurch nimmt die Körpergröße ab. Auch der Bewegungsapparat ist oftmals gestört. Ein erhöhter Druck auf die Nervenenden in den Wirbelkörpern ist häufig mit Schmerzen verbunden.

Osteoporose entsteht u. a. durch einen Mangel an Kalzium. Gefördert wird die Erkrankung durch Verschiebungen im Hormonhaushalt, z. B. durch eine Essstörung oder im Zusammenhang mit den Wechseljahren. Beugen Sie durch ausreichend Kalzium rechtzeitig vor.

Wer zweimal pro Woche Fisch isst, beugt vielen Krankheiten vor.

gehalt, der die Funktion der Schilddrüse wirksam unterstützt. Fettreichere Fischsorten wie Makrele, Hering und Lachs enthalten Omega-3-Fettsäuren, die für den Körper lebensnotwendig sind.

Klein, schnell zubereitet, billig, vielfältig einsetzbar? Die Rede ist von Eiern. Sie liefern dem Körper hochwertiges Eiweiß und außerdem Lezithin für die Versorgung der Nervenbahnen. Ein Mangel an Lezithin kann bei körperlicher Belastung zur frühzeitigen Ermüdung der Muskulatur führen.
So sehen die wöchentlichen Verzehrempfehlungen aus:
• eine Portion (150 bis 200 Gramm) fettarmen Seefisch wie Kabeljau oder Seelachs

• ein bis zwei Portionen (je 100 Gramm) fettreichen Fisch wie Lachs, Makrele oder Hering
• drei Eier
• zwei bis drei Portionen Fleisch, Geflügel oder Wild (100 bis 150 Gramm)
• zwei bis drei Portionen Wurst und Fleischwaren (je 30 Gramm)

# Fett

Fett ist für den Organismus lebensnotwendig und verbessert zudem den Geschmack. Wer Fette aus seinem Speiseplan verbannt, braucht sich nicht zu wundern, wenn er ständig hungrig ist. Hinzu kommt, dass Fette notwendig sind, um die Aufnahme fettlöslicher Vitamine zu ermöglichen.

Das wohl bekannteste Beispiel: Beta-Carotin aus Möhren. Es kann nur in Verbindung mit Fett aufgenommen und zu Vitamin A umgebaut werden. Erst dann erfüllt es seine Aufgaben, u. a. als Lichtschutz für die Haut und für die Sehfunktion. Sie tun sich also aus mehreren Gründen keinen Gefallen, wenn Sie Fette meiden.

Ihr täglicher Verzehr von Koch-, Streich- und Bratfetten könnte so aussehen:

- hochwertiges Streich- und Kochfett (ca. ein bis zwei Esslöffel Butter oder auch ungehärtete Margarine)
- kalt gepresstes Öl (z. B. Raps-, Oliven- oder Sonnenblumenöl)
- Nüsse und Samen (z. B. Sonnenblumenkerne, Kürbiskerne, Sesam)

## Getränke

Wasser ist lebensnotwendig! Es ist Hauptbestandteil unseres Körpers und sorgt dafür, dass Nährstoffe und andere Substanzen zu den Zellen transportiert und Abfallprodukte des Stoffwechsels weggeschafft werden können. Ohne Wasser kann der Mensch nur wenige Tage überleben.

Experten empfehlen, täglich etwa eineinhalb bis zwei Liter Flüssigkeit aufzunehmen. Wer viel Sport treibt, sollte auf jeden Fall entsprechend mehr trinken. Rechnen sie je 30 Minuten Sport zusätzlich einen halben Liter Flüssigkeit.

Günstig sind zuckerfreie Getränke wie Mineralwasser oder ungesüßte Kräuter- und Früchtetees. Auch verdünnte Fruchtsäfte sorgen für erfrischende Flüssigkeitszufuhr. Auf zuckerhaltige Getränke wie Limonade, Cola o. Ä. sollten Sie lieber verzichten. Der hohe Phosphat- und Zuckergehalt von z. B. Colagetränken raubt dem Körper wichtige Nährstoffe.

## Süßigkeiten und Knabbereien

Nach Verzehrempfehlungen werden Sie an dieser Stelle vergeblich suchen. Süßigkeiten und Knabbereien sind für den Körper prinzipiell verzichtbar, je nach Menge und Qualität sogar gesundheitsschädlich. Das bedeutet natürlich nicht, dass Sie zukünftig auf ein Stück Schokolade, eine Kugel Eis oder ein leckeres Stück

Für die warme Küche verwenden Sie möglichst spezielles Bratöl. Es ist im Gegensatz zu anderen Ölen weniger empfindlich gegenüber Licht, Wärme und Luft.

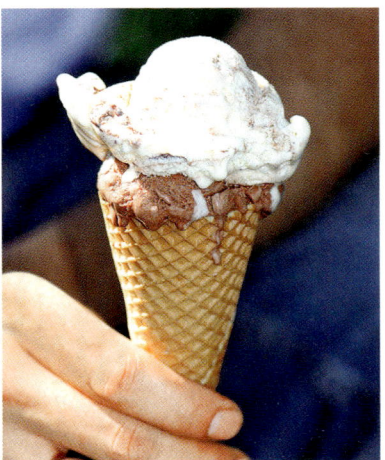

## Eisenhaltige Lebensmittel

Essgestörte leiden häufig unter Eisenmangel. Das führt u. a. zu Blutarmut, Müdigkeit, Sauerstoffmangel und Appetitlosigkeit. Die Kombination von Vollkornbrot mit Vitamin-C-reichen Lebensmitteln wie z. B. frischen Paprikaschoten, Kiwis oder Orangen fördert die Aufnahme von Eisen aus dem Getreideprodukt.

Kuchen verzichten müssen. Ein maßvoller Umgang ist durchaus angebracht. Gönnen Sie sich ab und zu eine Kleinigkeit und genießen Sie mit allen Sinnen.

## Weitere Genussmittel

Dazu gehören koffeinhaltige Getränke wie Kaffee und schwarzer Tee. Bis zu vier Tassen (je 150 Milliliter) pro Tag sind durchaus vertretbar. Wer hin und wieder einen Tag ohne Koffein einlegt, verstärkt die gewünschte anregende Wirkung bei der nächsten Tasse. Alkoholische Getränke sollten Sie in Maßen und auf keinen Fall regelmäßig zu sich nehmen. Sonst besteht leicht die Gefahr von Gewöhnung oder Abhängigkeit. Gegen ein gelegentliches Gläschen Wein zum Essen, ein Glas Sekt zum Anstoßen oder ein Bierchen am Grillabend ist dagegen nichts einzuwenden.

# Gesund essen und genießen

Betroffene sollten einen Ernährungsberater aufsuchen, der sie über ausgewogene Ernährung und ein gesundes Essverhalten aufklärt.

Eine ausgewogene Ernährung liefert dem Körper, was er braucht. Was das ist, haben Sie in den vorangegangenen Kapiteln erfahren. Sinnvoll ist es, die Speisen auf drei Hauptmahlzeiten am Tag zu verteilen. Wer mag, kann kleine Zwischenmahlzeiten einlegen. Das ist besonders für Menschen mit Magersucht empfehlenswert.

## Der richtige Speiseplan

Sowohl zur Vorbeugung als auch zur Bewältigung jeder Art von

Essstörung ist es sinnvoll, sich ein paar Gedanken über den täglichen Speiseplan zu machen. Leider verlieren regelmäßige Mahlzeiten heutzutage immer mehr an Bedeutung. Unsere Esskultur verändert sich zunehmend. Wir essen ungeplant und spontan, schließlich soll es ja schnell gehen.
Schon lange nicht mehr in der Küche gestanden und selbst gekocht? Dann wird es höchste Zeit. Kaufen Sie ein, was Sie für ein leckeres Rezept brauchen. Einige Dinge dürfen Sie sich ruhig auf Vorrat zulegen. Obst, Gemüse, Vollkornbrot, Nudeln, Kartoffeln und

Reis sollten Sie immer im Haus haben, ebenso wie hochwertige Öle, Essig, Gewürze und Kräuter. Auch Brotbelag können Sie für ein paar Tage im Voraus kaufen. Regelmäßige Mahlzeiten sind im Zusammenhang mit Essstörungen besonders wichtig. Große Abstände zwischen den Mahlzeiten können zu Heißhungerattacken führen. Bei Magersüchtigen, deren Hunger- und Sättigungssignale nicht mehr richtig funktionieren, sollten die Mahlzeiten gezielt geplant werden. Muss das Gewicht erhöht werden, sind sechs bis sieben Mahlzeiten sinnvoll. „Halbe Sachen", z. B. ein halbes Brötchen oder eine halbe Banane sind tabu. Wer ständig Kleinigkeiten knabbert, unterstützt weiterhin die Essstörung, egal um welche es sich handelt. Die Hauptmahlzeiten sollten auf keinen Fall ausgelassen werden. Der Körper kommt auf diese Weise schnell in ein Nährstoffdefizit und reagiert mit Heißhunger. Ein fataler Kreislauf für essgestörte Menschen.

## Abwechslung auf dem Speiseplan

Einmal täglich eine warme Mahlzeit sollte sein. Einige Lebensmittel sind nur gegart genießbar, z. B. Kartoffeln, Reis, Nudeln, Hülsenfrüchte, Fleisch und Fisch – von Sushi einmal abgesehen. Mit entsprechenden warmen Speisen profitieren Sie auch von den vielfältigen Inhaltsstoffen dieser Nahrungsmittel. Nur kalt essen ist auf Dauer auch geschmacklich ein wenig einseitig. Wann Sie Ihre warme Mahlzeit essen, ob mittags oder abends, spielt keine Rolle. Viele berufstätige Menschen haben gar keine Gelegenheit für ein warmes Mittagessen.

Ein abwechslungsreicher Speiseplan sorgt nicht nur dafür, dass Sie mit ausreichend Vitaminen und Mineralstoffen versorgt werden. Er garantiert auch immer wieder neue Geschmackserlebnisse.

### Sina, 15 Jahre, magersüchtig

„Ich war immer der Meinung, dass ich viel essen würde, weil ich ständig hier probiert oder dort genascht habe. Besonders gern stand ich am Kühlschrank und habe mit dem Löffel alles probiert, was da war. Ein Teelöffel Quark, ein bisschen Pudding, Reste vom Mittagessen, ein Löffelchen Marmelade, ein kleines Stückchen Käse und Wurst.

Danach bekam ich ein schlechtes Gewissen und habe zur richtigen Mahlzeit nichts mehr gegessen. In Wirklichkeit hatte ich kaum Kalorien aufgenommen. Das zeigte mir meine Ernährungsberaterin. Mein Ernährungsprotokoll sah immer ziemlich voll aus, gegessen hatte ich aber trotzdem viel zu wenig!"

## Über den Unsinn von Crashdiäten

Einige Essgestörte berichten, dass sie zu Beginn ihrer „Essgeschichte" eine Diät gemacht haben. Und das waren keineswegs nur Übergewichtige, sondern durchaus Menschen ohne überflüssige Pfunde, die damit ihr Gewicht reduzieren wollten. Andere erzählen, dass Sie sich anfangs streng vegetarisch ernährt haben oder einfach nur gesünder leben wollten. Einseitige Modediäten sollten eine radikale Umstellung bringen.

Hinter solchen Maßnahmen verbirgt sich häufig der Wunsch nach einer Persönlichkeitsveränderung oder das Streben nach Idealen. Junge Frauen und auch zunehmend junge Männer identifizieren sich am stärksten mit gängigen Schönheitsidealen. Äußere Schönheit steht für Erfolg, Beliebtheit, Anerkennung und nicht zuletzt auch Reichtum. Zahlreiche Diäten unterstützen diesen Trend. Hier werden Versprechen gemacht, die niemals eingehalten werden können. Das reicht von der schnellen Gewichtsreduktion – „zehn Kilo in fünf Tagen" – über die totale Entgiftung des Körpers und Komplettverjüngungskuren bis hin zur Anti-Krebs-Diät oder anderen Heilungsversprechen. In Kombination mit einem regelrechten Sportkult wird der ideale Körper versprochen und verkauft.

**Der „Jo-Jo-Effekt"**

Mit sogenannten Hau-Ruck-Diäten und Fastenkuren, die eine „Traumfigur" in kürzester Zeit versprechen, reduziert sich das Gewicht zunächst meist wie gewünscht. Ein Effekt, der eher weniger auf dem Abbau von Körperfett als auf dem Verlust an Eiweiß und Muskelmasse beruht. Bekommt der Körper weniger Energie, verringert sich nach einiger Zeit der Grundumsatz (siehe Seite 25). Wird nach

In unserer heutigen Gesellschaft scheint nahezu jedes Mittel recht, vermeintliche Vorbilder zusätzlich zu verschönern, sei es durch eine entsprechende Bearbeitung von Modelbildern in Zeitschriften oder durch Schönheitsoperationen bei Stars.

### Mit Freunden kochen

Regelmäßig zu essen und auch noch selbst etwas zuzubereiten, kostet häufig Überwindung – vor allem, wenn Sie allein leben. Gemeinsames Kochen und Essen mit Freunden schafft Abhilfe.

Eine weitere Möglichkeit: Schließen Sie sich einem Kochkreis für Singles an. Dort treffen Sie auf jeden Fall auf Gleichgesinnte. Kochkurse an Volkshochschulen oder Familienbildungsstätten machen Spaß und sind eine gute Chance für neue Kontakte. Vielleicht brauchen Sie dazu ein wenig Mut. Und den festen Willen, sich von Ihrer Essstörung zu verabschieden. Das schaffen Sie!

der Diät wieder normal gegessen, steigt das Körpergewicht schnell wieder an, meist kommen noch ein paar Kilos dazu.

Der Frust ist vorprogrammiert, ebenso wie das Gefühl, es nicht geschafft zu haben. Viele Menschen wissen nicht, dass es sich um normale körperliche Vorgänge handelt, die nichts mit fehlender Willensstärke zu tun haben. Schließlich gibt es auch genügend Leute, die einem glaubhaft versichern, dass es nur eine Frage der persönlichen Disziplin ist, ob die Diät funktioniert oder nicht.

### Absurde Regeln

Gerade essgestörte Menschen glauben, dass Körpergewicht und Körperform ausschließlich von ihrem persönlichen Willen

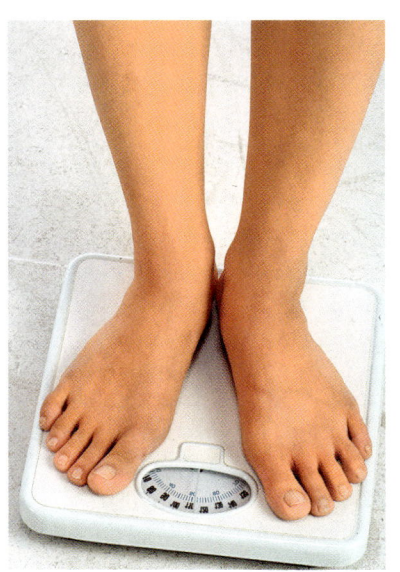

## Finger weg von Modediäten

Ob FDH (Friss die Hälfte), Trennkost, Kartoffelkur oder Kohlsuppendiät – alle Modediäten haben eines gemeinsam: Sie können der Einstieg in eine Essstörung sein.

Wenn sie aus gesundheitlichen Gründen ihr Körpergewicht verändern sollten, wenden sie sich an Fachleute, wie Diplom-Oecotrophologen, Diätassistenten oder Ernährungsmediziner. Ein dauerhaft gesundes Gewicht lässt sich nur durch eine sinnvolle Kombination aus ausgewogener Ernährung und Bewegung erreichen.

abhängen. Kein Wunder, wenn es hier zu Selbstverurteilungen kommt, auch dann, wenn selbst auferlegte, mitunter völlig absurde Regeln gebrochen wurden.

**Beispiel 1**: Verena meidet rigoros glutenhaltige Lebensmittel. Sie ist der Ansicht, dass diese ihren Körper „verkleben". Brot, Haferflocken und Müsli verschwinden ebenso wie Nudeln vom Speiseplan. Die Folge: eine kohlenhydratarme Ernährung mit möglichen Defiziten.

**Beispiel 2**: Rolf verzichtet aus Angst vor Krankheiten auf cholesterinhaltige Nahrungsmittel. Keine Eier, keine Butter, keine Wurst, kein Käse, kein Fleisch, keine

Gluten ist das Klebereiweiß in einheimischen Getreidesorten. Es fördert die Backeigenschaften der aus dem Getreide hergestellten Mehle. Einige Menschen sind aufgrund einer Unverträglichkeit tatsächlich gezwungen, glutenhaltige Lebensmittel zu meiden.

## Anja, 33, bulimisch

„Meine erste Diät machte ich mit 14. Ich hatte mich immer mit meinen Mitschülerinnen verglichen. In meiner Klasse waren vier Leistungssportlerinnen. Die waren gertenschlank und super im Sportunterricht. So wollte ich auch gern sein. Also startete ich meine erste Diät, um abzunehmen. Eigentlich hatte ich ein völlig normales Gewicht. Ich fühlte mich aber trotzdem dick und hässlich.

Zuerst begann ich, die Portionen zu verkleinern, dann kam keine Butter mehr aufs Brot. Immer häufiger fiel das Frühstück aus und in der Schule aß ich auch nichts mehr. Mittags kam ich voller Heißhunger nach Hause. Da wir in der Familie nie gemeinsam Mittag aßen, stand mein Essen, oft deutlich mehr als eine Portion, in der Küche bereit. Meine Mutter kochte reichlich und fett. Meist konnte ich nicht widerstehen und aß alles auf. Meine Mutter war beruhigt, weil ich ja ohne Frühstück in die Schule gegangen war.

Ich hatte ein total schlechtes Gewissen und fing an, das Essen wieder zu erbrechen. Danach war ich erleichtert und zufrieden. Das Erbrechen wurde zur Gewohnheit. Der Heißhunger nahm ständig zu, und ich fing an, die Vorräte zu plündern oder Berge von Süßigkeiten zu kaufen. Ich zog mich dann in mein Zimmer zurück, um zu futtern."

Milchprodukte usw. Dass der Körper durchaus neben dem Cholesterin, das er selbst herstellt, auch Nahrungscholesterin braucht, z. B. zum Zellaufbau und zur Bildung von Hormonen, ist ihm nicht bewusst. Die zwanghafte Vorstellung, dass jegliche Form von Cholesterin krankmacht, hat zur Folge, dass sämtliche tierische Produkte gemieden werden. Das führt über kurz oder lang zu schädlichen Mangelerscheinungen.

Die genannten Beispiele machen die Problematik deutlich: Jedes systematische Weglassen von Lebensmitteln, jedes „nie", „nur" oder „immer" beim Essen führt zu Einseitigkeiten und damit in eine Sackgasse. „Ich nehme keine Milch oder Milchprodukte zu mir, wir sind ja schließlich keine Kälber und brauchen das nicht", „Ich trinke nur Ingwertee, weil das die Abwehrkräfte stärkt", „Ich esse nie nach 17 Uhr Schokolade, weil das besonders dick macht" – das sind typische Regeln, die sich essgestörte Menschen selbst auferlegen. Allerdings gibt es durchaus Unverträglichkeiten, Allergien und Erkrankungen, die eine Einschränkung der Nahrungsmittelauswahl erforderlich machen.

# Zunehmen – wie geht das?

Bei Untergewicht (BMI < 18,5) ist es wichtig und notwendig, kontinuierlich 500 Gramm pro Woche zuzunehmen. Das fällt nicht immer leicht. Ein Tipp: Reichern sie Ihre bewusst geplanten Hauptmahlzeiten mit ein bis zwei Esslöffeln Öl, Butter, Sahne, Schmand oder Nüssen bzw. Nussmus an. Dadurch erhöhen Sie die Energiezufuhr bei nahezu unverändertem Volumen. Das vermeidet Völlegefühle und nimmt die Angst vor großen Portionen. Nicht erhitzte Fette sind wesentlich bekömmlicher als erhitzte Fette oder Frittiertes. Geben Sie die Zusätze besser erst nach dem Kochvorgang zur Speise.

Eine Erhöhung der Fettzufuhr lässt sich kaum vermeiden. Bedenken Sie: Diese Maßnahme hilft Ihnen bei der gewünschten Gewichtszunahme. Eine therapeutische Begleitung kann Ihnen über entsprechende Ängste hinweghelfen.

Zum Abschluss noch ein paar Tipps für Sie:

- Regelmäßige Mahlzeiten sind eine wirkungsvolle Maßnahme auf dem Weg zu einem gesunden Essverhalten.
- Machen Sie sich Ihren Essplatz gemütlich und sorgen Sie für Ruhe. Ablenkungen durch Fernsehen oder Zeitung haben ebenso wenig etwas beim Essen zu suchen wie anstrengende Diskussionen. Verschieben Sie solche Dinge auf später!

Gestalten Sie Ihren Essplatz zu einem Ort, an dem Sie sich rundum wohlfühlen. Stellen Sie z. B. einen Strauß Ihrer Lieblingsblumen auf den Tisch oder wählen Sie eine schöne Tischdecke aus.

## Marie, 20, magersüchtig

„Zu Beginn der Therapie war mir schon klar, dass ich wieder zunehmen muss. Das wollte ich ja auch. Doch als ich bei der Ernährungsberatung saß, kamen mir die Tränen. Wie sollte ich diese Mengen bloß essen? Drei Scheiben Brot waren für mich am Anfang die Hölle. Auch das viele Fett im Speiseplan machte mir Angst. All das hatte ich die letzten vier Jahre streng vermieden. Ob etwas gut schmeckte, wusste ich auch nicht mehr.

Ich dachte zwar ständig ans Essen, aber es wirklich dann auch zu tun und zu genießen, war eine sehr schwierige Hürde. Die ersten Wochen musste ich mich regelrecht dazu zwingen, die angegebenen Mengen zu essen. Ganz nach dem Motto: Augen zu und durch! Mit der Zeit gaben mir die Mengenangaben immer mehr Sicherheit. Ich hatte weniger Angst vor Essanfällen."

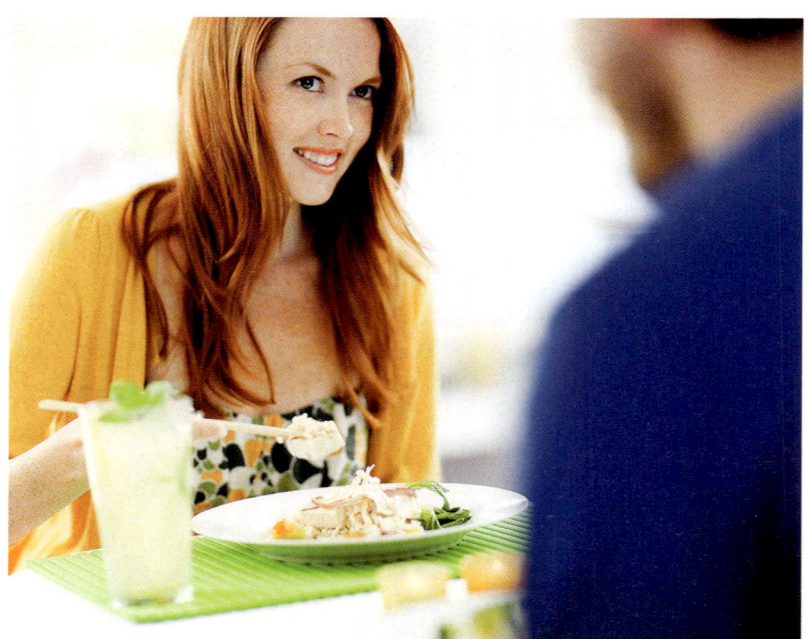

Vermeiden Sie hektisches Essen. Auch wenn Sie nur wenig Zeit haben, sollten Sie sich zumindest kurz an einen ruhigen Ort setzen und die Mahlzeit genießen.

- Nehmen Sie sich Zeit zum Essen, vermeiden Sie jedoch langes Herumstochern oder das Zerpflücken von Speisen.
- Entscheiden Sie sich klar für das, was Sie essen wollen. Wenn etwas auf ihrem Teller ist, das Sie partout nicht mögen, dann lassen Sie es stehen. Am besten wählen Sie schon vorher nur Speisen aus, die Ihnen schmecken.
- Achten Sie auf eine ausgewogene Ernährung mit reichlich Obst und Gemüse, aber auch anderen Nahrungsmitteln. Die Vielfalt entscheidet über den Nährstoffgehalt.
- Entscheiden Sie sich immer für ganze Portionen. Halbe Sachen gibt es nicht mehr, denn sie fördern nur das gestörte Essverhalten. Wer isst schon einen halben Fruchtriegel oder eine halbe Banane?
- Belegen Sie Brote und Brötchen mit maximal zwei unterschiedlichen Brotbelägen, etwa eine Hälfte mit Frischkäse, die andere Hälfte mit Leberwurst. Durch diese Beschränkung vermeiden Sie wahlloses Durcheinanderessen und verhindern, dass ihnen die Mengen dann viel zu groß vorkommen. Ihre Wahrnehmung wird besser geschult. Wenn Sie zusätzlich einen anderen Belag möchten, dann nehmen Sie sich dafür eine weitere Scheibe Brot.

# Weiterführende Informationen

Wenn Sie oder ein Familienangehöriger unter einer Essstörung leiden, dann sollten Sie sich auf jeden Fall professionelle Hilfe suchen. Im folgenden Kapitel finden Sie Adressen von Organisationen, Beratungsstellen und Kliniken, die Ihnen auf dem Weg zur Gesundung unterstützend zur Seite stehen. Alle genannten Ansprechpartner sind Mitglied im Bundesfachverband Essstörungen.
Viele Beratungsstellen bieten auch anonyme Hilfe übers Telefon oder Internet an. Wagen Sie den ersten Schritt und lassen Sie sich helfen! Nur so können Sie die Essstörung dauerhaft überwinden.

## Adressen und Ansprechpartner

**Bundesfachverband
Essstörungen e.V.**
Pilotystraße 6/Rgb.
80538 München
Telefon 089/23684119
bfe-essstoerungen@gmx.de
www.bundesfachverbandessstoe
rungen.de

**Dick & Dünn e.V. – Beratungs-
zentrum bei Ess-Störungen**
Innsbrucker Straße 37
10825 Berlin
dick-und-duenn@freenet.de
www.dick-und-duenn-berlin.de

**Waage e.V.
Kontakt, Beratung, Information
für Frauen mit Essstörungen**
Eimsbüttlerstraße 53
22769 Hamburg
Telefon 040/4914941
info@waage-hh.de
www.waage-hh.de

**Klinik Lüneburger Heide – Kom-
petenzZentrum für Essstörungen**
Am Klaubusch 21
29549 Bad Bevesen
Telefon 05821/9600
Fax 05821/960180

info@klinik-lueneburger-heide.de
www.klinik-lueneburger-heide.de

**Abteilung für Psychosomatische Medizin und Psychotherapie der Universitätsmedizin Göttingen**
Von Siebold Straße 5
37075 Göttingen
psychosomatik.psychothera
pie@medizin.uni-goettingen.de

**Parkland-Klinik**
**Fachklinik für Psychosomatik und Psychotherapie**
Im Kreuzfeld 6
34537 Bad Wildungen
Telefon 05621/7060
info@parkland-klinik.de
www.parkland-klinik.de

**Düsseldorfer Zentrum für Essstörungen**
Berliner Allee 25
40212 Düsseldorf
Telefon 0211/86399075
kontakt@essstoerungen-duessel
dorf.de
www.duezess.de

**Lobby für Mädchen**
**Mädchenhaus Köln e.V.**
Fridolinstraße 14
50823 Köln
Telefon 0221/45355650
info@maedchenhauskoeln.de
www.maedchenhauskoeln.de

**Frankfurter Zentrum für Ess-Störungen GmbH**
Hansaallee 18
60322 Frankfurt am Main

Telefon 069/5961723
info@essstoerungen-frankfurt.de
www.essstoerungen-frankfurt.de

**Forum für Essstörungen**
König-Adolf-Straße 9a
65191 Wiesbaden
Telefon 0611/599200
forum.essstoerungen@
t-online.de
www.forum-ess-stoerungen.de

**ANAD e.V.**
**Beratungsstelle und therapeutische Wohngruppen bei Essstörungen**
Poccistraße 5
80336 München
Telefon 089/2199730
Fax 089/21997323
beratung@anad.de
www.anad.de

**Medizinisch-Psychosomatische Klinik Roseneck**
Am Roseneck 6
83209 Prien am Chiemsee
Telefon 08051/680
KlinikRoseneck@schoen-klini
ken.de
www.schoen-kliniken.de

**Dick und Dünn Nürnberg e.V.**
**Beratung für Frauen mit Essstörungen**
Hallerhüttenstraße 6
90461 Nürnberg
Telefon 0911/471711
Fax 0911/4610305
dickundduenn@fen-net.de
www.fen-net.de/dickundduenn/

# Register

**Bildnachweis**

Wie bedanken uns bei allen Bildlieferanten, die uns durch die Bereitstellung von Abbildungen freundlicherweise unterstützt haben.

**djd/deutsche journalisten dienste:** djd/Optima 36, djd/Ogilvy Healthworld 41, djd/RatGeber-Zentrale Reichenberg 108, djd/proDente 114
**Fotolia.com:** Ist1984 4 M., 32; visi.stock 5 o., 78; bilderbox 5 u., 94, 112; Franz Pfluegl 9, 11, 22, 55, 56, 62, 75, 99; Tino Hemmann 12; Phototom 13, 17, 26; Melanie von Snarly 18; Sly 21; Anne Katrin Figge 24; Martin Schmid 27, 28, 54, 96; viktorpr 29; Galina Barskaya 34, 72; foto.fritz 38; Simon Ebel 40; style-photographs 42; Meddy Popcorn 43; Amir Kaljikovic 44, 45, 47, 104; djdarkflower 46; Steffi Mueller 48; Julia Lami 49, 98; ChristianSchwier.de 52, 110; Anton 60; Petro Feketa 61; Yuri Arcurs 67; Elena Elisseeva 69, 102; .shock 73; Monkey Business 82, 85; Kzenon 92; Jason Stitt 101; 5AM Images 105; Barbara Winzer 111; Elena kouptsova-vasic 117; Lev Olkha 121
**Klosterfrau Gesundheitsdienst:** 37
**mauritius images:** 4 (o., u.), 6, 23, 50, 71, 76, 81, 107, 109, 124
**Picture Alliance:** picture-alliance/ZB 80